Heilende Öle

*Suchst du das Höchste,
das Größte?
Die Pflanze kann
es dich lehren.
Was sie willenlos ist,
sei du wollend!
Das ist's.*

Schiller

© Günter Albert Ulmer Verlag
78609 Tuningen

Text, Grafiken, Layout,
Titelgestaltung:
Günter A. Ulmer

Zeichnung Seite 84:
Helmut Pöschel

ISBN 3-924191-94-8

Günter A. Ulmer

Heilende
Öle

Pflanzenöle als Nahrungs- und Heilmittel

Neueste Erkenntnisse über Borretschöl, Distelöl,
Hanföl, Leinöl, Nachtkerzenöl, Olivenöl,
Schwarzkümmelöl, Sonnenblumenöl, Traubenkernöl,
Weizenkeimöl und einer Anzahl ätherischer Öle

Hilfe zur Selbsthilfe

Günter Albert Ulmer Verlag Tuningen

Inhaltsverzeichnis

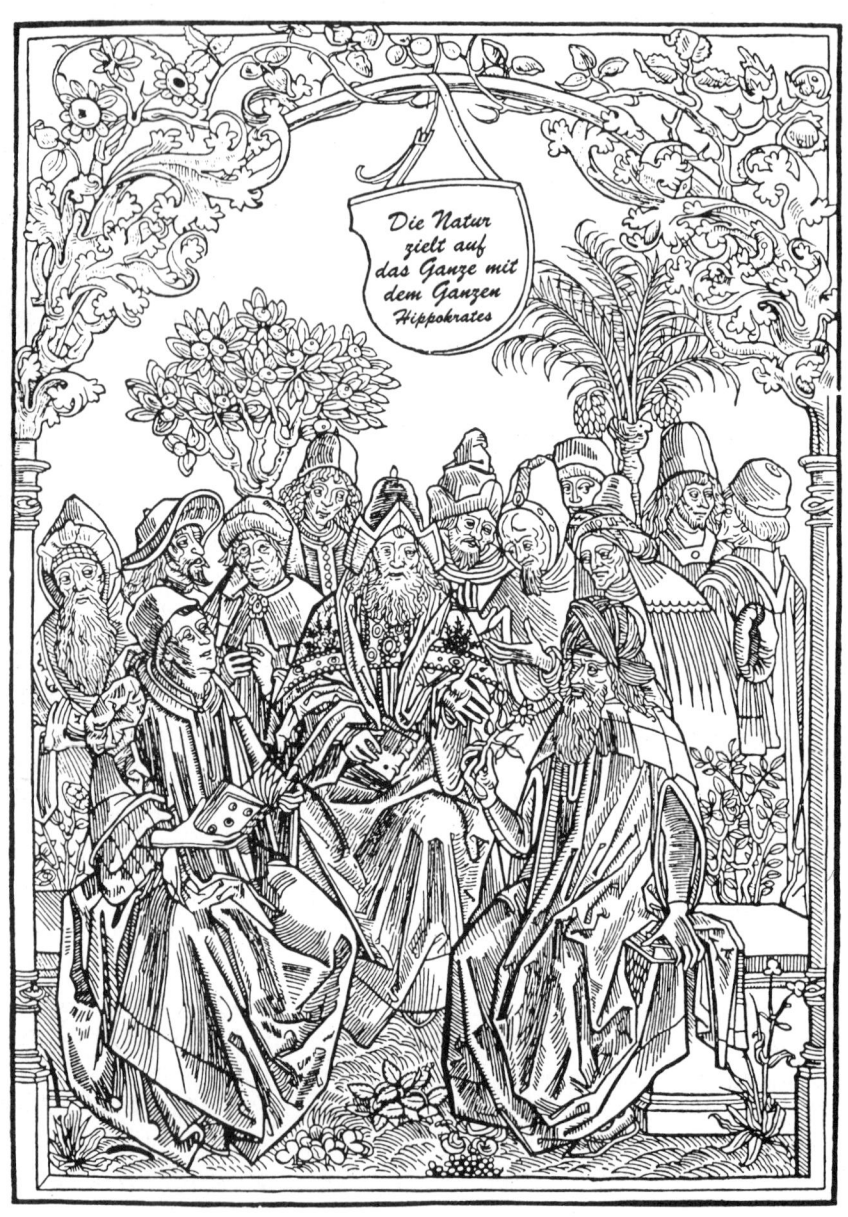

Die Natur
zielt auf
das Ganze mit
dem Ganzen
Hippokrates

Ärzte und Kräuterkundige im Concilium (Holzschnitt von 1485)

6

Einleitung

Vor etwa 2400 Jahren trug der griechische Arzt Hippokrates, der als Begründer der wissenschaftlichen Heilkunde gilt, er wird auch „Vater der Medizin" genannt, althergebrachtes Wissensgut der Ägypter, der Babylonier und der Inder zusammen und ergänzte es durch seine eigenen Erfahrungen. In seiner hippokratischen Schriftensammlung „Corpus hippocrates" beschrieb er auch etwa 200 Heilpflanzen.

Er vertrat die Auffassung, daß die Gesundheit nur durch eine richtige Mischung der Körpersäfte, die sehr von der Ernährung und einer natürlichen Lebensweise abhängen, erhalten werden könne. Eine fehlerhafte Mischung der Körpersäfte störe die Lebensharmonie und damit das Gleichgewicht im Körper. Zur Abwehr einer gestörten Lebensharmonie entwickle der Körper die Krankheit.

Hippokrates sah in der Krankheit einen Kampf des lebendigen Organismus gegen eine Schädigung (Gleichgewichtsstörung). *Wenn Krankheiten aus einer falschen Lebensweise entstünden, so könnten sie auch durch eine richtige Lebensweise wieder geheilt werden.* Er sah als Arzt seine Hauptaufgabe darin, die Kräfte des Körpers durch eine richtige Ordnung und eine günstige Ernährungsweise zu erhalten und zu stärken. Er bekämpfte Krankheiten auch durch Fasten und Schwitzen.

Bedeutungsvoll ist, daß er als Arzt vehement für eine richtige Ernährung eintrat, da er in einer falschen Ernährung eine der Hauptursachen der Gleichgewichtsstörung sah. Deshalb forderte er: „Eure Nahrungsmittel sollten Heilmittel sein und eure Heilmittel sollten Nahrungsmittel sein!" Dies trifft natürlich in ganz besonderer Weise auf die Öle und Fette zu. Es sollten keine raffinierten, billigen Öle und gehärteten Fette, sondern naturreine, kaltgepreßte Öle verwendet werden.

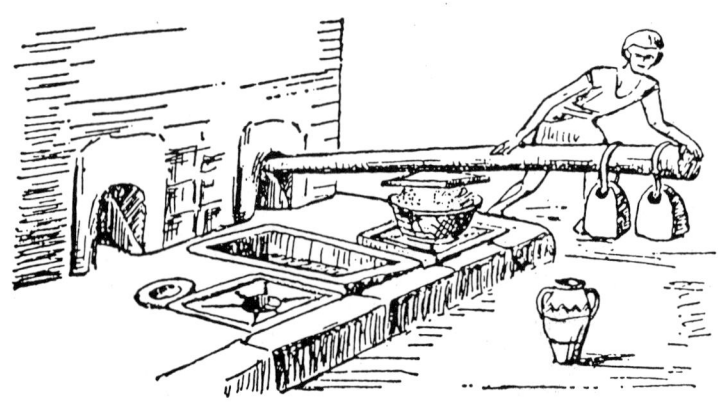

Antike Ölpresse, bei der die in Körbe gefüllten Oliven unter dem mit Steinen beschwerten Balken vollständig ausgepresst werden.

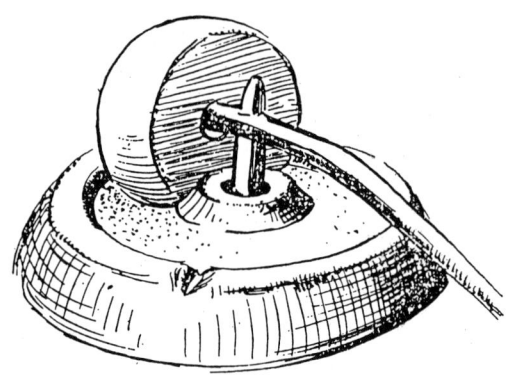

Ölmühle der römischen Zeit. Der senkrecht laufende Stein zerquetscht die Oliven, das Öl läuft durch die Rinne im Rand ab und wird in einem Gefäß aufgefangen.

Quelle: Brockhaus Verlag - Bibel Lexikon

Schon seit dem Altertum werden aus fettreichen Pflanzen, Früchten und Samen Öle gewonnen und bereits so lange schon wird Öl nicht nur für die Zubereitung des Essens verwendet, sondern auch in der Medizin, insbesondere für die Hautpflege. Das Öl war einst auch unentbehrlich als Brennstoff für die Beleuchtung.

Das Olivenöl wurde nach einem alten Verfahren bei der ersten kalten Pressung der Oliven als grünlich-gelbes, wohlschmeckendes, vitaminreiches Öl gewonnen, dessen grüner Farbanteil vom Chlorophyll herrührt. Das Öl wurde in großen unterirdischen Zisternen gesammelt und so lange ungestört gelagert, bis sich die Fremdstoffe aus der Frucht, die sich beim Auspressen nicht vermeiden ließen, am Boden gesammelt hatten. Danach wurde es abgeschöpft. Das war das sogenannte Jungfernöl.

Auch die Pressung der Ölsaaten im alten Schlagverfahren, in Holzgestellen, ergab nach Filtrierung durch Tücher ein gutes, schmackhaftes Öl von hohem Gehalt an Wirkstoffen. Ebenso können in den hydraulischen Zylinderpressen und in den mit Druck arbeitenden Schneckenpressen, die in neuerer Zeit verwendet werden, noch gute Öle erzeugt werden.

Doch durch die Gewinnung der Öle mit Hilfe moderner Verfahren und chemischer Lösungsmittel wie Petroläther, Schwefelkohlenstoff, Benzol, Chloroform und anderen Giftstoffen ist das Fett im eigentlichen Sinne gar kein Fett mehr, sondern es wird zum Fremdkörper und zum gesundheitsschädigenden Ballast. Nur das kaltgepreßte und chemisch unbelastete Öl ist im wahren Sinne „Lebens- und Heilmittel".

Im Naturzustand findet sich das Öl verteilt im Fleisch der Olivenfrucht oder in feinsten, ja mikroskopisch kleinsten Tröpfchen in der Ganzheit verschiedener Saatkörner. Öle und Fette sind eine organisch gewachsene Einheit von Kohlenstoff, Wasserstoff und Sauerstoff. Es sind die gleichen Grundbestandteile, aus denen auch der pflanzliche Zucker aufgebaut ist.

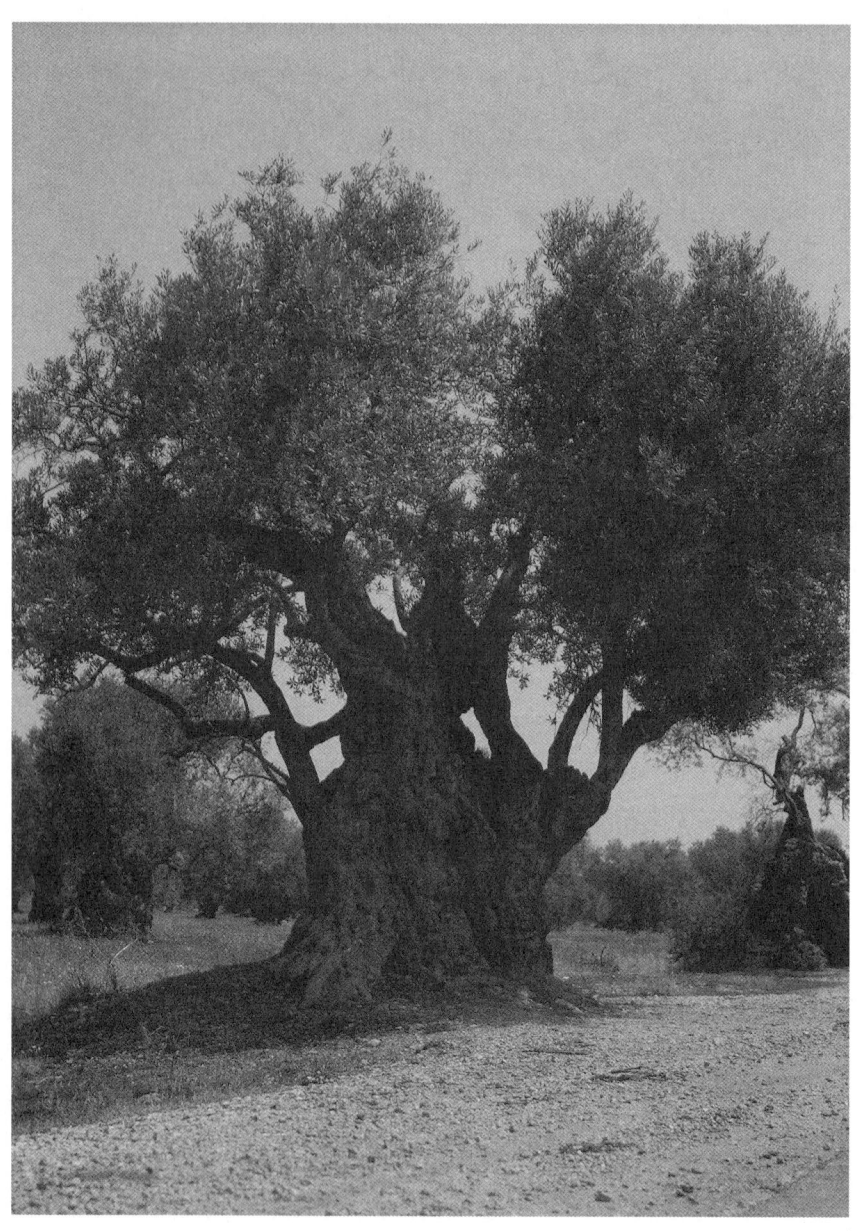

Zweitausendjähriger Olivenbaum an einer Straße in Galiläa (Israel)

Das Olivenöl, das besonders reich an biologischen Wert- und Wirkstoffen ist und auch Linol- und Linolensäure enthält, war viele Jahrhunderte lang die wichtigste Fettnahrung für die Kulturvölker der Antike und ist es heute noch für Millionen von Menschen. Der Ölbaum ist übrigens der älteste Baum der Erde. Das Öl, das aus seiner Frucht gewonnen wird, ist etwas vom Gesündesten, was die Natur bieten kann.

Die Griechen stellten große Tonkrüge zur Aufbewahrung des Olivenöls her und tauschten es bei ihren Fahrten durch den Bosporus und übers Schwarze Meer gegen Weizen ein

Auch den Persern, Syriern, Hebräern und den Römern war die Frucht des Olivenbaumes ein wichtiges Nahrungsmittel. Sie schätzten aber auch die kosmetischen Wirkungen und *wußten bereits von den heilenden Eigenschaften des Olivenöls bei Wunden, Geschwüren, Ausschlägen, bei Schlangen- und Insektenbissen. Sie kannten auch damals schon die antibiotischen Kräfte des Olivenöls.*

Der Philosoph Demokrit aus Abdera (550 v. Chr.), der über 100 Jahre alt wurde, verriet auf die Frage, wie man sich gesund erhalten und seine Tage verlängern könne, sein Geheimnis: „Innerlich Honig und äußerlich Öl!"

Im Volke Israel gab es die sogenannte Salbung, die einen Menschen oder einen Gegenstand für eine bestimmte Aufgabe weihte. Solch eine Salbung, die meist aus Olivenöl mit Duftstoffen (Narde, Myrrhe usw.) bestand, wurde Propheten, Priestern und Königen zuteil. Mit der Salbung wurde eine hohe Geistesgabe verbunden.

Die Bibel berichtet, daß die Taube, die nach der Sintflut zur Arche Noah heimkehrte, einen Zweig des Olivenbaumes im Schnabel trug. Der Olivenbaum hatte die Flut überdauert und so wurde der Ölzweig und die Taube zum Symbol einer Botschaft der Hoffnung und des Friedens.

Nicht nur die Frucht des Olivenbaumes enthält gesundheitsfördernde und gesundheitserhaltende Fettsäuren, sondern auch die Samenöle verschiedener anderer Pflanzen.

Im Jahre 1949 erkannte der englische Biochemiker Dr. J. P. Riley nach vielen Untersuchungen, daß das Öl der Nachtkerzen etwa 70 Prozent Linolsäure und etwa 9 Prozent Gamma-Linolensäure enthält. Diese hochungesättigten Fettsäuren gehören zu den Vitalbausteinen der Zelle, insbesondere der Zellmembranen und der so wichtigen Zellatmung. Sie sind auch für die Stoffwechselvorgänge von entscheidender Bedeutung. Dadurch wurde das Nachtkerzenöl schlagartig sehr begehrt. Im Jahre 1960 begannen dann englische Wissenschaftler mit der Überprüfung größerer Nutzungsmöglichkeiten dieses so wichtigen Öls. Das Nachtkerzenöl wurde ein gesuchtes Diätetikum und ein geschätztes Arzneimittel.

Zwischenzeitlich wurde entdeckt, daß die Gamma-Linolensäure in noch dreimal konzentrierterer Form im Borretschöl vorkommt, das etwa 40 Prozent Linolsäure und 24 Prozent Gamma-Linolensäure aufweist. In der Natur kommt Gamma-Linolensäure in dieser Konzentration nur noch in der Muttermilch vor.

Nicht immer stehen dem menschlichen Körper Gamma-Linolensäuren zur Verfügung. Vor allem bei einseitiger Ernährung, zuviel gehärteten Fetten, Nikotin, Alkohol, aber auch bei bestehenden Stoffwechselkrankheiten fehlt dem Organismus diese so wichtige Gamma-Linolensäure und sollte in jedem Falle zugeführt werden.

Nach Ansicht des Wiesbadener Gynäkologen Prof. Ernst Gerhard Loch und der Ernährungswissenschaftlerin Klaudia Küpper - so berichtete die Presse im Sommer 1996 - „biete die Nahrungsergänzung mit Gamma-Linolensäure eine neue Alternative zu herkömmlichen Medikamenten. Wenn die Körperreserven der Gamma-Linolensäure erschöpft seien, komme es zu hormonellen Schwankungen und den entsprechenden Beschwerden. Besonders beim sogenannten „Prämenstruellen Syndrom" (PMS), das mittlerweile mehr als 100 Symptome aufweist und aus zahlreichen Beschwerden, unter denen viele Frauen vor der Regel leiden, wie Heißhungerattacken, depressiven Verstimmungen, Gewichtszunahme, Spannungsgefühle in der Brust usw., gibt es bisher noch keine ursachenbezogene Therapie. Helfen könne da - so erklärten beide Wissenschaftler in der „Deutschen Apothekerzeitung" das Öl des Borretschsamens, da dieses die reichhaltigste natürliche Quelle für die Fettsäure sei."

Die ausgezeichnete Wirkung des Schwarzkümmelöls kannten schon die Leibärzte der Pharaonen und wandten es vor allem bei Entzündungen und Überempfindlichkeiten - heute würden wir Allergien sagen - an. In Indien wird auch dem Schwarzkümmelöl eine stimulierende, stimmungsaufhellende und stärkende (tonisierende) Wirkung zugeschrieben.

Auch im Kernöl der Schwarzen Johannisbeere, im Hanföl, im Leinöl und in verschiedenen anderen Ölen wurden größere Anteile der Gamma-Linolensäure festgestellt. Im einzelnen wird darauf in den folgenden Kapiteln noch ausführlich eingegangen, doch zuerst wollen wir uns mit der Photosynthese, der Entstehung der Fette und ihrem Stoffwechsel beschäftigen.

Bau und Funktion des Blattes

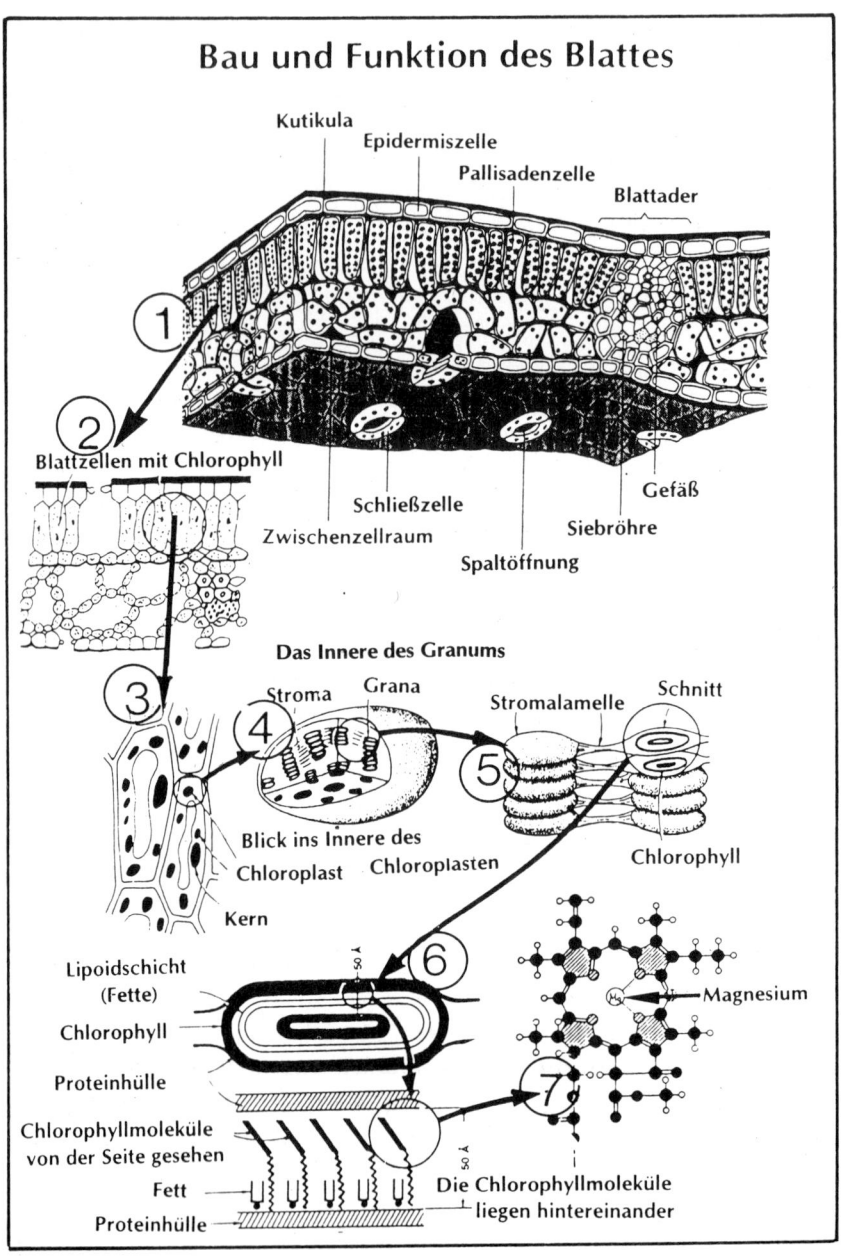

Kutikula

Epidermiszelle

Pallisadenzelle

Blattader

① ②

Blattzellen mit Chlorophyll

Schließzelle

Zwischenzellraum

Spaltöffnung

Gefäß

Siebröhre

Das Innere des Granums

③ ④ ⑤

Stroma

Grana

Stromalamelle

Schnitt

Blick ins Innere des

Chloroplast

Chloroplasten

Chlorophyll

Kern

Lipoidschicht (Fette)

Chlorophyll

Proteinhülle

⑥ ⑦

Magnesium

Chlorophyllmoleküle von der Seite gesehen

Fett

Proteinhülle

Die Chlorophyllmoleküle liegen hintereinander

14

Wie die Pflanzen Fett bilden

Wohl der wichtigste biologische Prozeß und das größte Wunder, bei dem durch die Blätter Sonnenenergie in Nahrung umgewandelt wird, ist die Photosynthese. (Photo bedeutet Licht und Synthese Aufbau, Zusammensetzung.) Durch ihre Wurzeln nimmt die Pflanze aus der Erde Wasser und Nährsalze auf, die in den Leitungsbahnen der Pflanzen aufsteigen und zu den Blättern geführt werden.

Die Photosynthese setzt ein, wenn Licht auf ein grünes Blatt trifft. Im Inneren der Blattzellen schwimmen die Chloroplasten, die unter dem Mikroskop wie weiche, kleine Knöpfe aussehen und innerhalb der Chloroplasten lagern dann die Chlorophyllmoleküle. Sie gleichen tellerartigen Gebilden und liegen dort wie aufgeschichtete Münzen. Sie haben eine ähnliche Molekularstruktur wie unser Hämoglobin im Blut. Man könnte sie fast als Zwillinge bezeichnen.

Dank ihres Chlorophyllgehaltes vermag die Pflanze, im Gegensatz zum Tier, aus der Kohlensäure der Luft und aus dem Wasser organische Verbindungen, insbesondere Stärke und Zucker herzustellen. Weder Tiere noch Menschen sind imstande, ähnliche Leistungen zu vollbringen. Vielmehr sind die Organe und Gewebe der Tiere und Menschen auf das Blattgrün angewiesen. Das Grün der Blattsubstanz ist somit Ernährungsfaktor Nr. 1.

Wenn die Lichtwellen die transparente Oberfläche des Blattes treffen, durchdringen sie das von unten bis oben aufgestapelte Chlorophyll. Die Chlorophyllmoleküle schlucken die langwelligen orangeroten und die kurzwelligen blauvioletten Strahlen, während die mittellangen Wellen, die grünen Lichtstrahlen, reflektiert werden. Deshalb sehen unsere Blätter für uns grün aus, denn wir sehen nur die reflektierten bzw. abgewiesenen, nicht absorbierten Farben.

Der Lichtstrahl gibt seine Energie an das Chlorophyllmolekül ab und versetzt es dadurch in rege Tätigkeit. Das angeregte Chlorophyll

Die Photosynthese (vereinfachtes Schema)

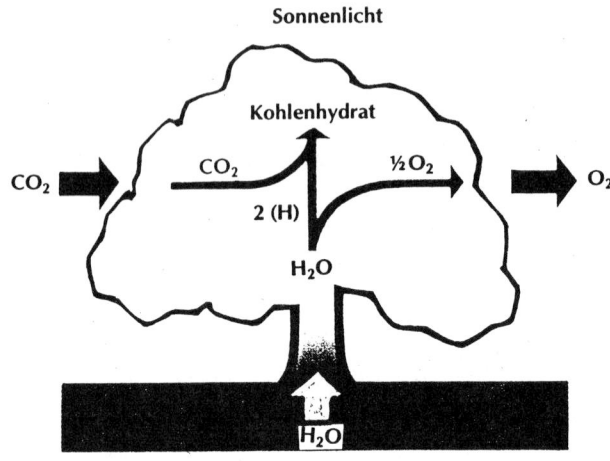

Sonnenlicht

Kohlenhydrat

CO_2 → CO_2 ½O_2 → O_2

2 (H)

H_2O

H_2O

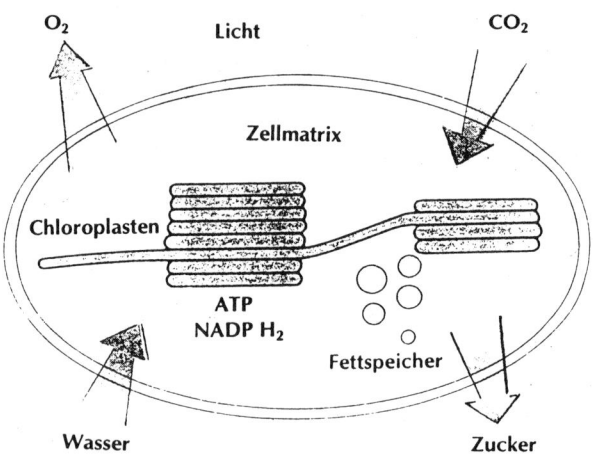

O_2 Licht CO_2

Zellmatrix

Chloroplasten

ATP
NADP H_2

Fettspeicher

Wasser   Zucker

Schema eines Chloroplasten mit Chlorophyll-
enthaltenden Thylakoiden
ATP = Adenosintriphoshat
NADP = Nikotinamidadenindinucleotidphosphat

vermag dem Wasser ein Elektron zu entreißen oder einem widerstrebenden Empfänger ein Elektron zu geben. Es beginnt ein wilder Tanz. Moleküle prallen gegeneinander und voneinander ab, trennen sich, verbinden sich, gewinnen oder verlieren Elektronen, alles mit blitzartiger Geschwindigkeit. Schneller und schneller wirbeln Atome, bis die kostbare Sonnenenergie am Ende ihres weiten Weges schließlich Kohlenstoff, Wasserstoff und Sauerstoff zusammenfügt.

Das Kohlendioxid mit einem einzigen Kohlenstoffatom gibt die Grundlage, aus der die Pflanzenzelle dann organische Moleküle mit mehreren Kohlenstoffatomen herstellt. Das Wasser liefert Elektronen (die Verbindungsstücke zwischen den Grundelementen) und den gasförmigen Sauerstoff, der an die Umwelt abgegeben wird. Die Glukose, die aus diesen Reaktionsabläufen entsteht, ist ein komplexes Molekül mit einem „Skelett" von sechs Kohlenstoffatomen.

Es reagieren jeweils 6 Moleküle Kohlendioxid mit 12 Molekülen Wasser. Daraus bildet sich ein Molekül Traubenzucker, 6 Moleküle Sauerstoff und 6 Moleküle Wasser. Die Gesamtbilanz der chemischen Gleichung lautet vereinfacht 6 CO_2 (Kohlendioxid) und 12 H_2O (Wasser) und 675 kcal. Lichtenergie und Chlorophyll ergeben $C_6H_{12}O_6$ (Traubenzucker) und 6 O_2 (Sauerstoff) und 6 H_2O (Wasser). Die Photosynthese ist kein einfacher Prozeß, sondern sie besteht aus einer Kette komplizierter chemischer Reaktionen, bei denen Kohlendioxid und Wasser die Ausgangsprodukte und Zucker und Sauerstoff die Endprodukte darstellen.

Es ist sicher, daß auch in diesen chemischen Reaktionen Mineralsalze eine Rolle spielen. Die Chlorophyllmoleküle enthalten je 1 Atom Magnesium. Aber auch Eisen ist in geringen Mengen für die Bildung des Chlorophylls notwendig. Der bei der Photosynthese freiwerdende Sauerstoff geht in Form von Gasblasen in die Hohlräume des Blattes und von dort durch die Stomata (Spaltöffnungen der Blätter) in die Atmosphäre. Den Lebewesen dient die grüne Pflanze nicht nur als Ernährung, sie ist ihnen zugleich auch Sauerstoffspender und

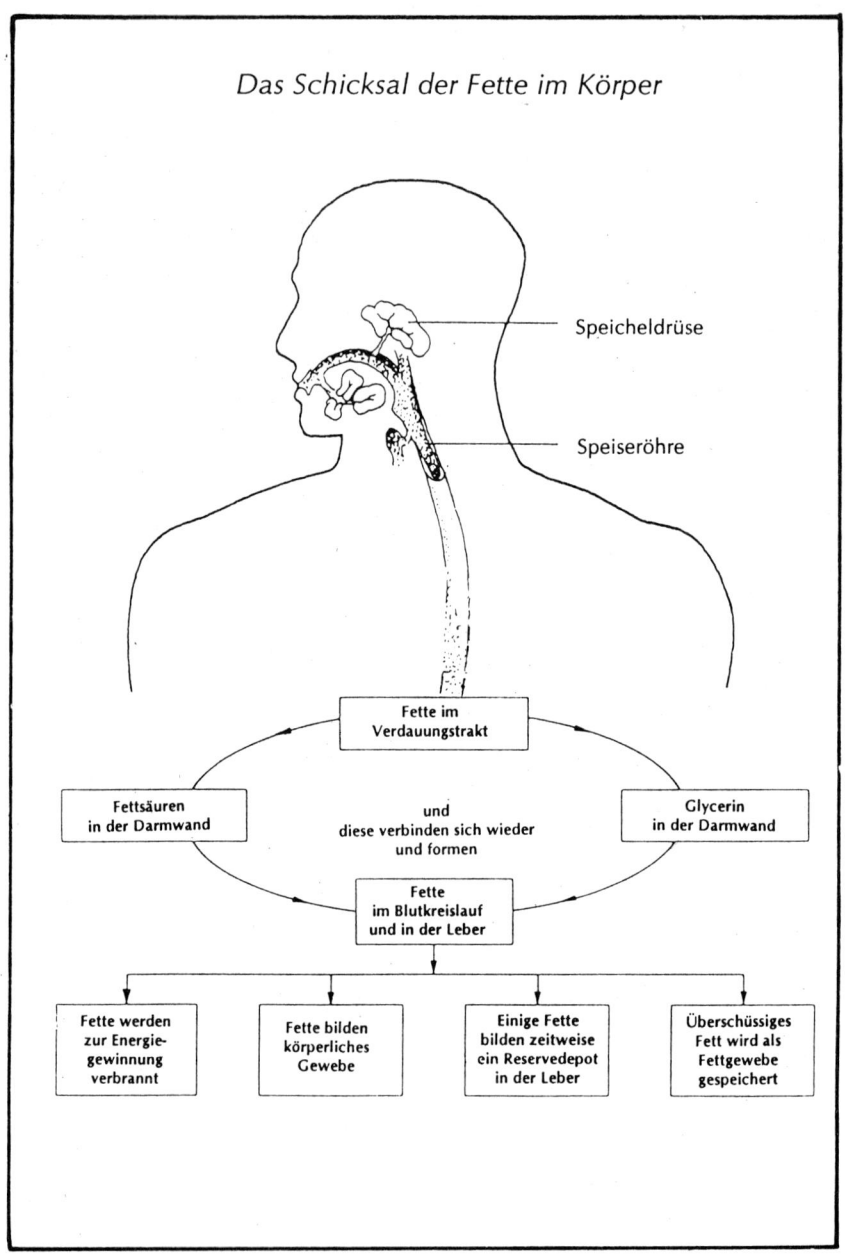

Das Schicksal der Fette im Körper

Speicheldrüse

Speiseröhre

Fette im
Verdauungstrakt

Fettsäuren
in der Darmwand

und
diese verbinden sich wieder
und formen

Glycerin
in der Darmwand

Fette
im Blutkreislauf
und in der Leber

Fette werden
zur Energie-
gewinnung
verbrannt

Fette bilden
körperliches
Gewebe

Einige Fette
bilden zeitweise
ein Reservedepot
in der Leber

Überschüssiges
Fett wird als
Fettgewebe
gespeichert

nimmt die Kohlensäure, die sie beim Stoffwechsel ausscheiden, auf und verarbeitet sie wieder.

Der durch die Photosynthese in Wasser gelöste Zucker wird in unlösliche Stärke umgewandelt. Einen Teil der Stärke speichert die Pflanze in Speichergeweben, ein anderer Teil wird wieder in Zucker zurückverwandelt und dieser wird zu den Stellen geführt, an denen die Pflanze Frucht und Samen bildet. In den Gewebezellen der Frucht oder des Samens endlich wird das Fett gebildet.

Aus Zucker kann Fett entstehen und umgekehrt kann aus Fett wieder Zucker entstehen. Zur Gewinnung von pflanzlichen Ölen und Fetten werden daher auch nur diese Pflanzenteile geerntet. Der Fettgehalt der verschiedenen Pflanzenteile schwankt zwischen 13 und 70 Prozent.

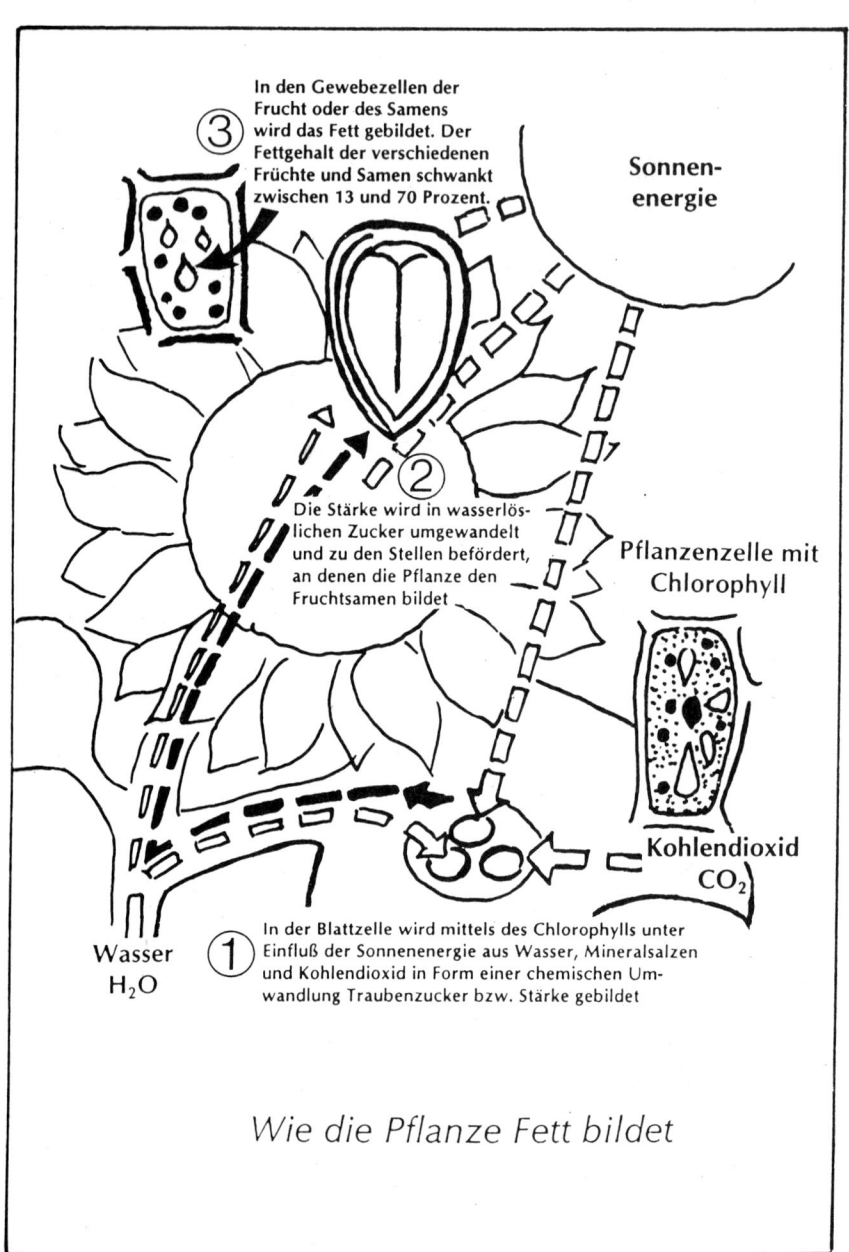

③ In den Gewebezellen der Frucht oder des Samens wird das Fett gebildet. Der Fettgehalt der verschiedenen Früchte und Samen schwankt zwischen 13 und 70 Prozent.

Sonnen-energie

② Die Stärke wird in wasserlöslichen Zucker umgewandelt und zu den Stellen befördert, an denen die Pflanze den Fruchtsamen bildet

Pflanzenzelle mit Chlorophyll

Kohlendioxid CO_2

Wasser H_2O

① In der Blattzelle wird mittels des Chlorophylls unter Einfluß der Sonnenenergie aus Wasser, Mineralsalzen und Kohlendioxid in Form einer chemischen Umwandlung Traubenzucker bzw. Stärke gebildet

Wie die Pflanze Fett bildet

Aufgabe und Wirkung der Fette im Körper

Fette sind ein unentbehrlicher Bestandteil unserer Nahrung; sie enthalten doppelt soviel Energie wie Proteine (Eiweiße) und Kohlenhydrate bei verhältnismäßig geringem Volumen. Sie sind sozusagen „Superkraftstoffe", insbesondere für die Nerven und die Leber. Fett hilft beim Aufbau des Körpers und bei der ständigen Erneuerung verbrauchter Zellen. Fett liefert auch die Energie für die Muskeltätigkeit und ist mitbestimmend für unsere Körpertemperatur.

Außer als Energiequelle ist Fett auch zum Transport der fettlöslichen Vitamine (A, D, E, K) beteiligt. Zusammen mit Phosphor ist es ein wichtiger Bestandteil jeder Körperzelle und bildet die Strukturen von Nerven und Hirngewebe mit aus.

Die feinstoffliche Verteilung der Fette geschieht durch den Kauakt. Durch den Mundspeichel werden sie aus den Gewebezellen herausgelöst und mit der fein zermalmten Speise dem Magen anvertraut. Die Fette liegen nicht wie Zucker im Blut oder in der Lymphe gelöst vor, sondern sie werden in Form winziger Tröpfchen transportiert.

Da die Fette wasserunlöslich sind, müssen sie zuerst im Körper emulgiert werden, das heißt, sie müssen in eine Form überführt werden, die sich mit Wasser mischt. Das Emulsionsmittel dafür ist die Gallensäure, die das Fett in eine milchige Flüssigkeit kleinster Tröpfchen umwandelt. Danach werden durch die Lipase-Fermente, die vor allem in der Bauchspeicheldrüse und in der Darmwand vorkommen, die emulgierten Fette der Nahrung in Fettsäure und Glycerin gespalten. Dann können sie in die Lymphkanäle des Körpers eindringen.

Die meisten Fettsäuren sind nicht in der Lage, allein durch die Darmwand zu gelangen, sondern sie müssen sich erst mit den alkalischen Substanzen der Galle verbinden. Gleichzeitig tritt das Glycerin der

Das Fettdepot des Körpers in der Unterhaut

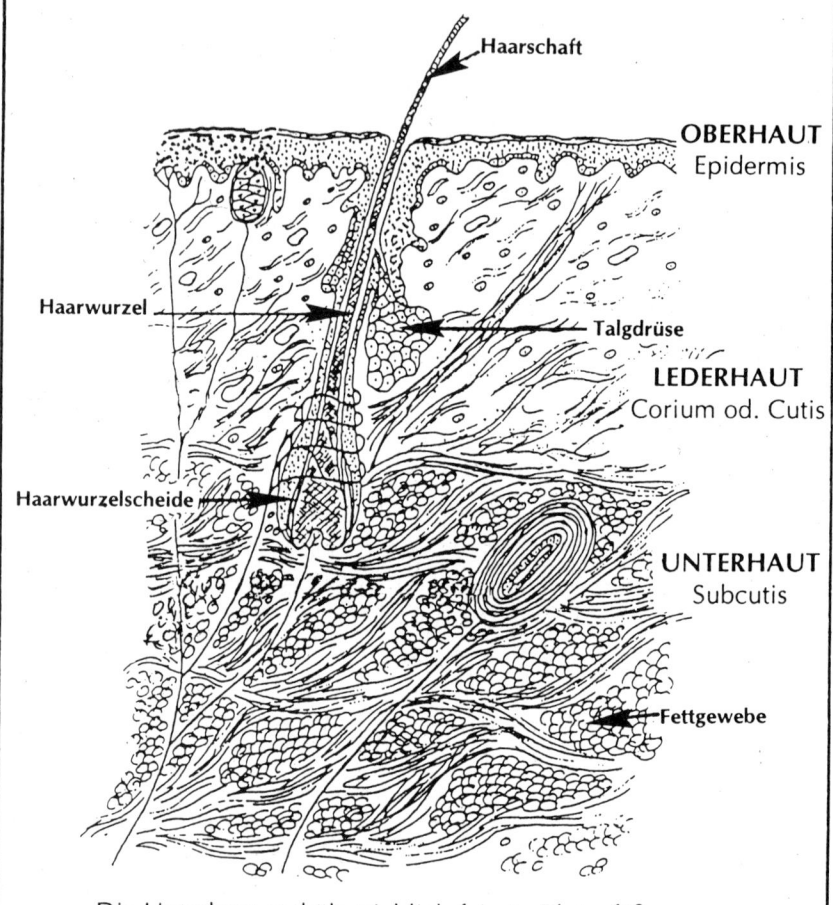

Haarschaft

OBERHAUT
Epidermis

Haarwurzel

Talgdrüse

LEDERHAUT
Corium od. Cutis

Haarwurzelscheide

UNTERHAUT
Subcutis

Fettgewebe

Die Unterhaut enthält reichlich feinste Blutgefäße.
Das Bindegewebe ist hier lockerer und das Fettgewebe
lagert sich in traubenförmiger Anordnung in wechselnd
großer Menge ein. Diese Schicht ist bei jedem
Menschen verschieden.

verdauten Fette in die Zellen der Darmwände ein, wo es sich mit der Fettsäure verbindet und erneut Fett entsteht.

Da wir nicht laufend Energie zuführen können, diese aber ununterbrochen benötigen, brauchen wir Reserve-Depots. Leber und Muskeln können zusammen nur für etwa einen Tag Kohlenhydrate in Form von Glykogen speichern. Zudem können die wasserlöslichen Kohlenhydrate auch leicht vom Blut oder Gewebesaft fortgespült werden. *Dank der Fettreserven aber können Menschen und Tiere eine erstaunlich lange Zeit ohne feste Nahrung überleben.*

Einer der Hauptvorratsspeicher der Fette ist die Leber, aber auch die Muskeln und die Haut. Eine dünne Fettschicht unter der Haut schützt Muskeln und Nerven. Fett kann im Körper in Zucker und umgekehrt Zucker in Fett umgewandelt werden, je nach Nahrungsaufnahme und den Bedürfnissen des Körpers.

Bestimmte Fettsäuren sind für den Menschen lebenswichtig. Sie sind für einen normalen Stoffwechselablauf und vor allem für die Aktivierung des Stoffwechsels notwendig. Es handelt sich dabei vor allem um die ungesättigten Fettsäuren, von denen die Linolsäure und die Linolensäure die wichtigsten Vertreter sind. Die ungesättigten Fettsäuren sind vorwiegend in pflanzlichen Ölen und Fetten enthalten, weniger in tierischen Fetten.

Die natürlichen Fette enthalten außer den Fettsäuren noch lösliche Stoffe wie Vitamine, Karotin, Phosphatide usw. Von einigen Ärzten wird empfohlen, täglich zwischen 60 und 90 Gramm Fett zu essen. Der durchschnittliche Fettverzehr pro Person liegt heute bei etwa 140 Gramm. *Unser täglicher Fettbedarf sollte mindestens einen Teil ungesättigter Fettsäuren enthalten, denn die ungesättigten Fettsäuren sind entscheidend für die „Verbrennung" der gesättigten Fettsäuren.*

Strukturbeispiel eines Talgfettes (Tristearin)

Stearinsäuremoleküle
Vertreter einer gesättigten Fettsäure,
Hauptbestandteil vieler tierischer Fette

Glycerin   **Tristearin**

$$C_{17}H_{35}COO-\overset{\displaystyle H}{\underset{\displaystyle H}{\overset{|}{\underset{|}{C}}}}-H$$

$$C_{17}H_{35}COO-\overset{|}{\underset{|}{C}}-H \; + \; 3H_2O \; \rightarrow \; 3\,C_{17}H_{35}COOH \; + \; C_3H_8O_3$$

$$C_{17}H_{35}COO-\overset{|}{\underset{|}{C}}-H$$

Stearinsäure   Glycerin

Das Tristearin kann sich unter Reaktion
mit Wasser in Stearinsäure (Talgsäure)
und Glycerin spalten

24

Gesättigte und ungesättigte Fettsäuren

Aus der chemischen Sicht sind Fette und Öle nach dem gleichen Grundmuster aufgebaut. Es sind Verbindungen aus Glycerin (Alkohol) und drei Fettsäure-Molekülen. Das Glycerin hat drei Bindungen, die mit je einer Fettsäure verbunden werden. Deshalb nennt man die Fette auch Triglyceride. Das Glycerinmolekül ist Bestandteil aller Fette.

Die Eigenschaften eines Fettes werden von der Art der Fettsäuren bestimmt. Fettsäuren sind organische Säuren, die aus einer Kohlenwasserstoffkette und einer Carboxylgruppe (COOH) am ersten Kohlenstoffatom bestehen. Sie unterscheiden sich untereinander in der Länge der Kohlenwasserstoffkette (4-24 Kohlenstoffatome) und um den Sättigungsgrad.

Eine der einfachsten Fettsäuren ist die Essigsäure mit der Summenformel $C_2H_4O_2$, was besagt, daß sie aus 2 Atomen Kohlenstoff, 4 Atomen Wasserstoff und 2 Atomen Sauerstoff besteht. Diese Säure ist gesättigt, denn sie enthält die höchstmögliche Menge an Wasserstoff. Man hat diese Gruppe von chemischen Verbindungen Fettsäuren genannt, weil ihre höheren Glieder in den Fetten vorkommen. Eine solche höhere Fettsäure ist die Stearinsäure.

Enthält eine Kohlenwasserstoffkette nur Einfachbindungen, so handelt es sich um eine gesättigte Fettsäure, sind zwei oder mehr Kohlenstoffatome nicht durch Wasserstoffatome abgesättigt, gehen sie untereinander eine Doppelbindung ein.

Die Länge sowie die Zahl der Doppelbindungen in den Fettsäuren sind für den Wert eines Fettes *als Lebensmittel* von großer Bedeutung. Die Doppelbindungen sind nicht besonders haltbar, wie man vielleicht annehmen könnte, sondern besonders labil. An dieser Stelle wird leicht ein anderes Atom oder Molekül angelagert. Solche Fette „reagieren" leicht im Gegensatz zu den reaktionsträgen, gesättigten Fetten.

Stoffwechsel der Nahrung

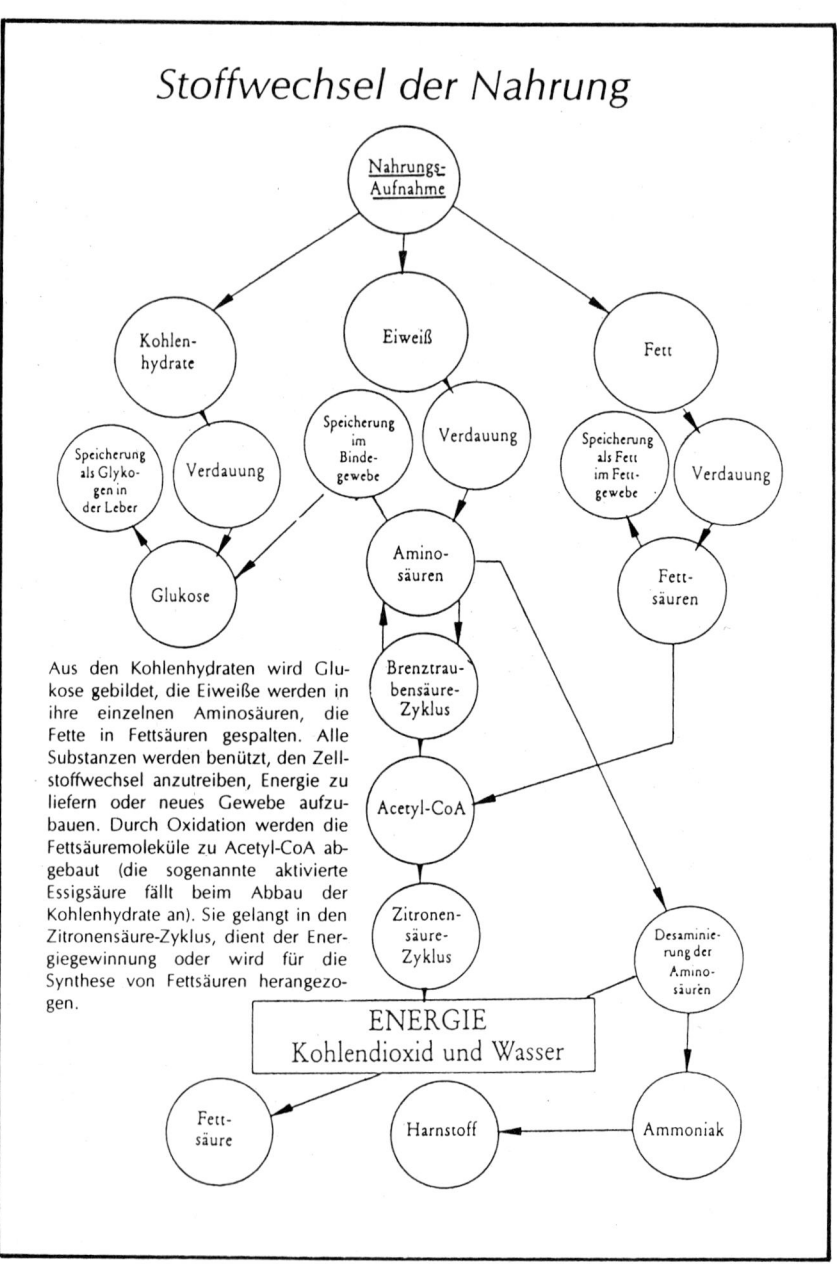

Aus den Kohlenhydraten wird Glukose gebildet, die Eiweiße werden in ihre einzelnen Aminosäuren, die Fette in Fettsäuren gespalten. Alle Substanzen werden benützt, den Zellstoffwechsel anzutreiben, Energie zu liefern oder neues Gewebe aufzubauen. Durch Oxidation werden die Fettsäuremoleküle zu Acetyl-CoA abgebaut (die sogenannte aktivierte Essigsäure fällt beim Abbau der Kohlenhydrate an). Sie gelangt in den Zitronensäure-Zyklus, dient der Energiegewinnung oder wird für die Synthese von Fettsäuren herangezogen.

Man kennt etwa 300 verschiedene Fettsäuren, wobei man zwischen mittel- und langkettigen, gesättigten, einfach und mehrfach ungesättigten Fettsäuren unterscheidet. *Eine besondere Rolle dabei spielen die mehrfach ungesättigen Fettsäuren, wie die Linol-, Linolen- und Arachidonsäure.* Der Vitalstoff-Wert und die Bekömmlichkeit eines Fettes hängen also von seinen ungesättigten Bindungen, von fettlöslichen Vitaminen und Enzymen ab. Die ungesättigten Bindungen einer Fettsäure bilden die Voraussetzung für eine einwandfreie Fett- und Eiweißverbrennung in den Körperzellen und sie bremsen damit die Ablagerung von überschüssigen Depotfetten (Fettsucht). Die ungesättigten Fettsäuren sind entscheidend für die Verbrennung der gesättigten Fettsäuren.

Fettsucht ist eine Stoffwechselkrankheit, die dadurch entstehen kann, daß statt natürlicher Lebensmittel industriell und damit z.T. chemisch hergestellte Nahrungsmittel gegessen werden. Dr. Bruker weist darauf hin, daß nicht absoluter Fettentzug zur Gewichtsabnahme führt, sondern eine bewußte Zulage von naturbelassenen, kalt ausgepreßten Pflanzenölen. 20 Gramm dieser Öle am Tag, am besten in Verbindung mit Rohsalaten genügen, um das Feuer anzufachen, das die schädlichen Fettdepots verbrennt. Natürlich müssen dann die üblichen Handelsöle, Margarinen und Kunstfette streng gemieden werden. Zudem ist eine ausreichende Zufuhr naturbelassener Fette, als Träger der fettlöslichen Vitamine und der ungesättigten Fettsäuren, nötig.

Nach Dr. Jung sind die gesättigten Fettsäuren für den Organismus ebenso wichtig wie die ungesättigten Fettsäuren. Das sehen wir an den lebenswichtigen Lezithin-Körpern, d.h. fettartige Substanzen, die am Aufbau der menschlichen Zellen maßgeblich beteiligt sind. Dabei ist aber zu bedenken, daß Körperlezithin nicht aufgebaut werden kann, wenn die hochungesättigten Fettsäuren fehlen.

Eine gesättigte Fettsäure hat wenig Neigung, mit anderen Stoffen chemisch zu reagieren. *Ungesättigte und hochungesättigte Fett-*

27

säuren dagegen können oxidieren, sind leicht spaltbar, leicht ver-
daulich und setzen Elektronen frei, die für viele Lebensfunktionen
entscheidend sind. Ungesättigte Fettsäuren können mit anderen Stoffen neue Verbindungen eingehen, was im Stoffwechselgeschehen wichtig ist und eine elementare Voraussetzung zur Aufrechterhaltung eines ordnenden Prinzips darstellt. So kann z.B. durch eine Anlagerung von Eiweiß die Fettsäure wasserlöslich werden und in die Blutkapillaren zum Weitertransport gelangen.

Da Fett Bestandteil jeder Zellmembran ist, sind die Fette für den Zellstoffwechsel unabdingbar. Sie wirken wesentlich mit bei der Sauerstoffübertragung (Oxidation), steigern die Sauerstoffauswertung der inneren Atmung, aktivieren die Fermentvorgänge und sind für die Zellmembranelastizität verantwortlich. Fehlen die Lipoide, hat dies auch Auswirkungen auf die Zellteilung (Mitose).

So spielen die ungesättigten und hochungesättigten Fettsäuren für die Funktion der Atmung eine entscheidende Rolle. Ohne diese Fettsäuren kann das Atmungsenzym nicht funktionieren und der Mensch würde selbst in sauerstoffreicher Luft ersticken. Die Atmungsenzyme bewirken eine Sauerstoffanreicherung im Blut.

In den USA wurde durch Untersuchungen an Millionen Menschen bestätigt, daß die Zellatmung beeinträchtigt wird, wenn die aktive Gruppe der Atmungsenzyme in der täglichen Nahrung nicht enthalten sind. Es kommt dann zu Funktionsstörungen der Organe, vor allem werden die gesunderhaltenden Lebensfunktionen wie Eiweißsynthese, Enzymsynthese, Hormonproduktion und Stoffwechselentgiftung wesentlich unterbunden.
Hiervon hängen auch psychische Reaktionen ab, wesentlich das gesamte biologische, molekularbiologische Zellgeschehen und somit auch die Gesunderhaltung oder die Zurückgewinnung der Gesundheit.

Eine gesunde, funktionsfähige Zellatmung in den Mitochondrien läßt schwierige Stoffwechselerkrankungen nicht aufkommen. Durch die

Zellatmung werden die gesunderhaltenden Synthesemechanismen in Gang gesetzt, vor allem die lebensnotwendige Energiesynthese, welche durch die sogenannte oxidative Phosphorylierung und Adenosintriphosphatbildung entsteht.

Durch die Nutzbarmachung dieser Energien werden die biologischen Reaktionen angetrieben; z.B. im mechanischen Bereich die Muskelkontraktion, im chemischen Bereich die Biosynthese und der osmotische Stofftransport, im elektrischen Bereich die Nervenleitungen und im energetischen Bereich die Wärmebildung.

Die Zellatmung im Mitochondrion

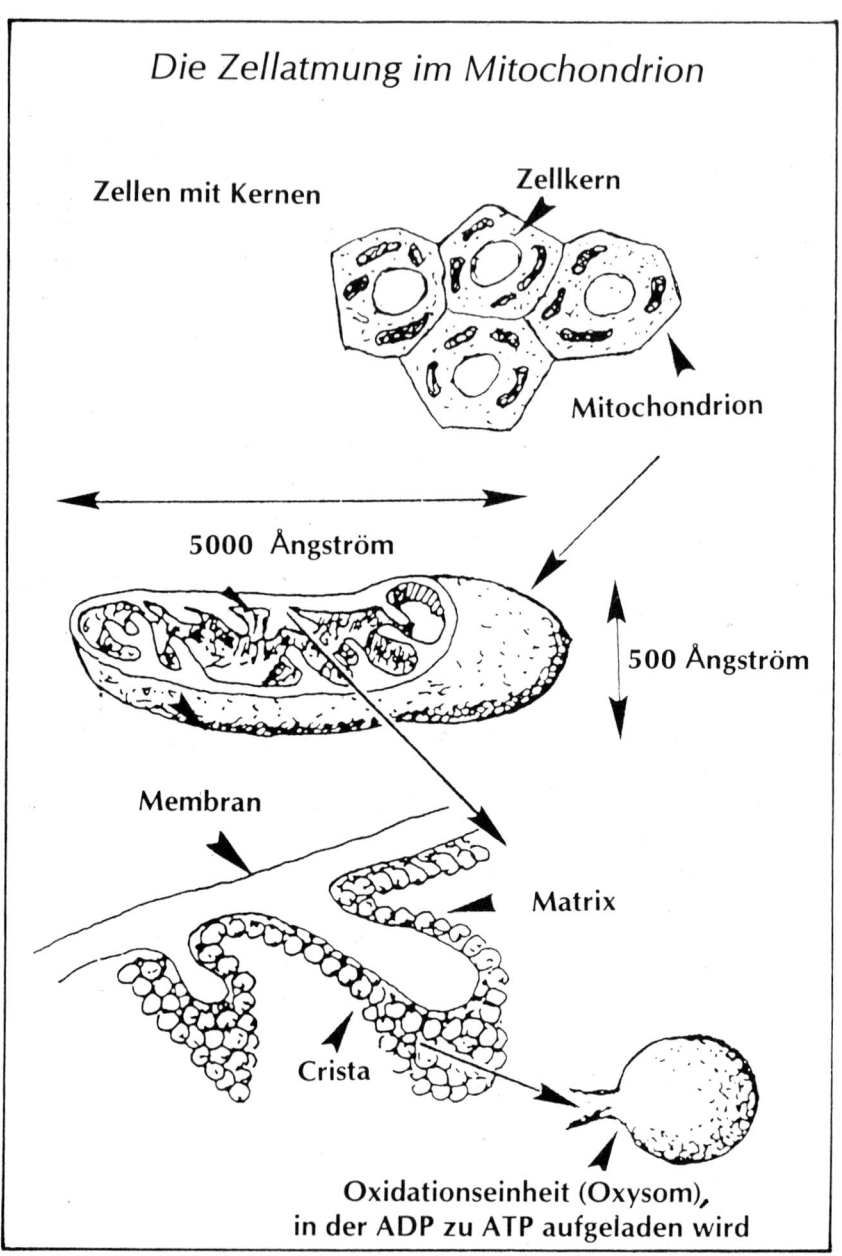

Zellen mit Kernen

Zellkern

Mitochondrion

5000 Ångström

500 Ångström

Membran

Matrix

Crista

Oxidationseinheit (Oxysom), in der ADP zu ATP aufgeladen wird

(Quelle: Rosnay/Ceatty, Das Buch vom Leben, Edition Seul, Paris)

Die „innere" Atmung

Die eigentliche „innere" Atmung findet in den Zellen statt. Die Lunge ist nur der Ventilator für den Gasaustausch der „äußeren" Atmung, d.h. für die Zufuhr von Sauerstoff und die Abfuhr von Kohlensäure. In der Lunge gelangt der Blutstrom durch die feinen Kapillaren über die Mucin-Schicht (Schleim-Schicht) mit dem Sauerstoff in Berührung. Doch wenn Sauerstoffaufnahme, Schleim-Sezernierung und der Schutz gegen Infektionen funktionieren sollen, muß die Mucin-Schicht, die in ihrer Beschaffenheit vom Vorliegen hochungesättigter Fettsäuren abhängt, in Ordnung sein.

In der Lunge wird das Hämoglobinmolekül mit $4 O_2$ beladen. Die mit diesem Sauerstoff beladenen roten Blutkörperchen (Erythrozyten) gelangen in die blind endenden Kapillaren zu den Gewebszellen, wo der molekulare Sauerstoff im Plasma gelöst wird. Nur in dieser, im Plasma gelösten Form, gelangt er durch die Zellmembranen in die Oxysome der Mitochondrien, die Kraftwerke der Zelle, wo er dann von der Zytochromoxydase am Ende der Atmungskette in die aktive Form O_2 umgewandelt und auf $2 H^+$ übertragen wird.

Die Zytochromoxydase ist die Drehscheibe des Lebens, weil sie das wichtigste Ferment Zytochrom a $_3$ der Atmungskette ist.

Die Atmungsfermente muß der Körper mit Hilfe der essentiellen Fettsäuren, bestimmter Vitamine und Spurenelemente selbst aufbauen. Fehlen diese in der Nahrung oder sind die Luft und die Nahrung vergiftet, sinkt die Atmungskette ab und die Zelle wird bei längerer Schädigung zur gärenden Zelle.

Ein Mangel an essentiellen Fettsäuren kann also zur Umstellung der Zellen vom Atmungsstoffwechsel zum Gärungsstoffwechsel und damit zum Krebs führen, da Sauerstoffmangel und eine verminderter Zellatmung die Krebsentstehung fördern. Eine verminderte Zell-

Die Zellatmung

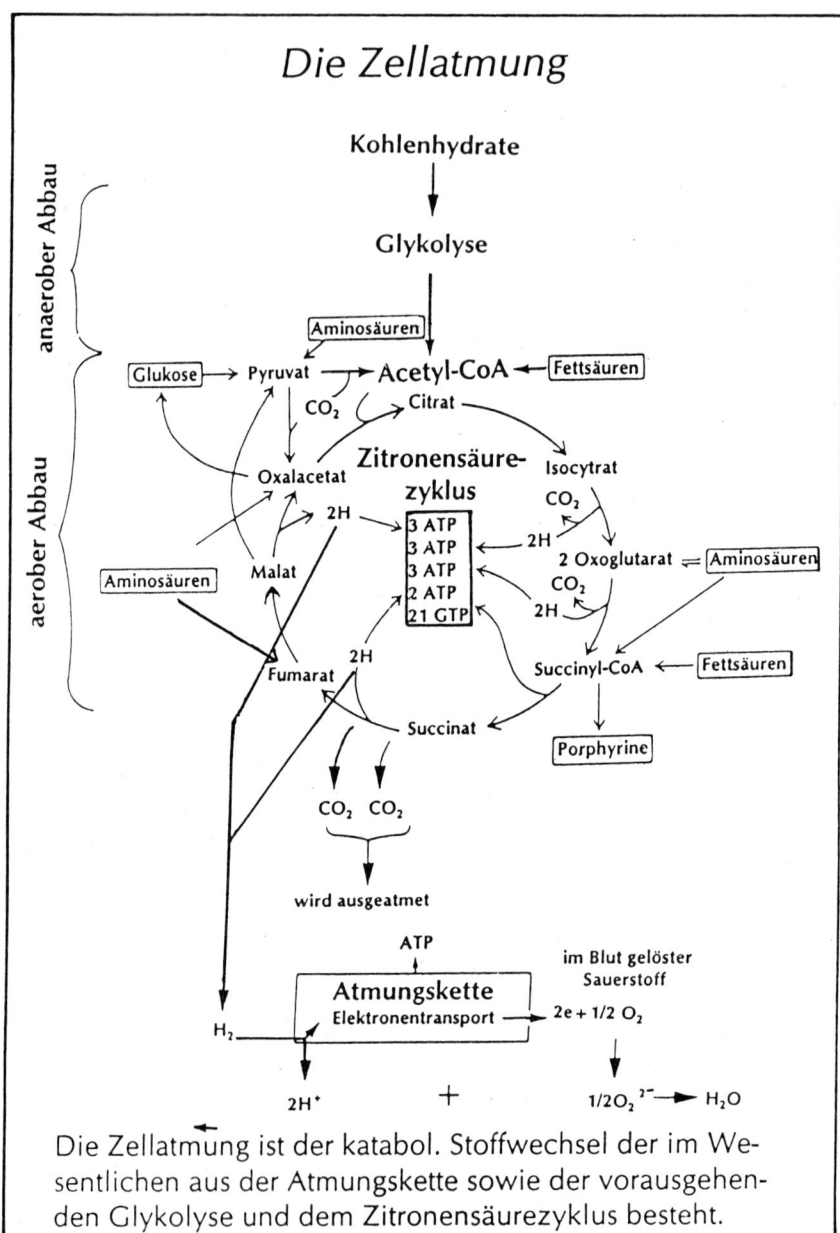

Die Zellatmung ist der katabol. Stoffwechsel der im Wesentlichen aus der Atmungskette sowie der vorausgehenden Glykolyse und dem Zitronensäurezyklus besteht.

atmung ist zudem ein günstiger Nährboden für pathogene Keime und Bakterien.

Sowohl der bekannte zweifache Nobelpreisträger Professor Otto Warburg, als auch der Krebsforscher Dr. med. Dr. sc.nat. P. G. Seeger erkannten richtig, daß das Gärungsphänomen durch die Blockade der Zytochrome der Atmungskette in den Mitochondrien ausgelöst wird. Die Gärung oder Glykolyse liefert nur etwa 2 kcal, während beim normalen Atmungsstoffwechsel 21 kcal für die ATP Synthese und 31 kcal an Wärme, insgesamt 52 kcal erzeugt werden.

Sehr bedeutend ist die Tatsache, daß ungesättigte Fettsäuren, die elektrisch *negativ* aufgeladen sind, das Bestreben haben, sich an die schwefelhaltigen Eiweiß-Moleküle, die elektrisch *positiv* aufgeladen sind, anzulagern. So besteht eine starke Anziehungskraft zwischen „gutem" Fett und „gutem" Eiweiß. Es entstehen viele Tausende Lipoproteine (Lipos = Fett, Protein = Eiweiß). Sie sind Ausgangsbasis für Fermente, Hormone und Biokomponenten, die wichtige Funktionen des Körpers regeln oder steuern.

Die Reaktionsfähigkeit der schwefelhaltigen Eiweißverbindungen und der hochungesättigten Fettmoleküle kann sehr stark sein. Sie reagieren miteinander wie ein Paar beim Eiskunstlaufen. Sie kommen zusammen, reagieren aufeinander und miteinander, trennen sich wieder und reagieren wieder miteinander. Bei einiger Entfernung ergibt sich ein magnetisches Spannungsfeld zwischen ihnen, welches das Spiel des Lebens in Gang hält.

Die beiden elektrisch gegenpolig aufgeladenen Ur-Elemente Fett und Eiweiß beherrschen viele Prozesse im lebenden Organismus. Für das geordnete Wachstum der Zellen sowie für die Zellteilung ist ihre Dipolarität und die Harmonie der Fett-Eiweiß-Anteile entscheidend.

Das Geheimnis der Elektronenwolke

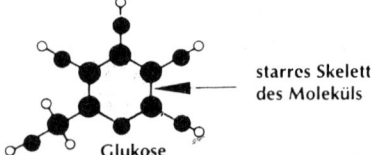

starres Skelett
des Moleküls

Glukose

Die räumliche Form eines Moleküls ist bestimmt durch ein starres Skelett, das durch einfache Bindungen gebildet wird. Die Elektronen sind in diesen Bindungen gefangen und können sich nicht lösen.

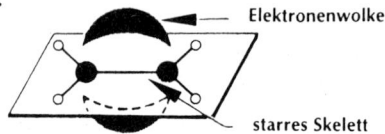

Elektronenwolke

starres Skelett

Bei einer Doppelbindung hingegen sichern immer noch 2 Elektronen (ein Elektronenpaar) die starre Verbindung zwischen den Atomen. Die beiden anderen aber bewegen sich frei rings um die Bindung herum und bilden eine Art kleine Elektronenwolke mit ganz besonderen Eigenschaften.

Wolke aus freien
Elektronen

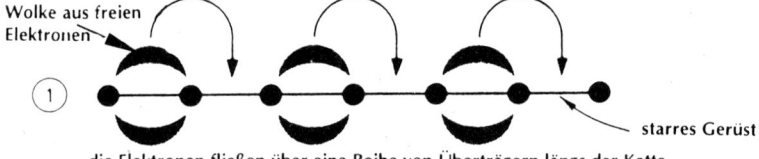

starres Gerüst

die Elektronen fließen über eine Reihe von Überträgern längs der Kette

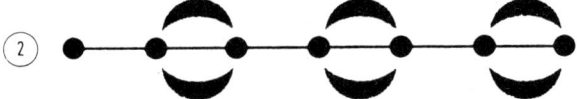

Mehrere Doppelbindungen können in einer Atomkette aufeinanderfolgen. Dann können die Elektronen jeder Wolke längs der Kette über eine Reihe von Überträgern fließen. Das zeigen die Pfeile. Solche Moleküle spielen bei den Reaktionen in der lebenden Zelle eine gewaltige Rolle, insbesondere besorgen sie auf molekularer Stufe die Energie- und Informationsleitung.

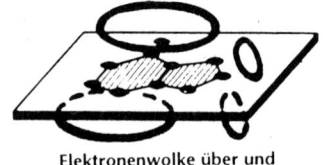

Elektronenwolke über und
unter dem Adeninmolekül

Die Elektronenwolke

Die Elektronenwolke der hochungesättigten Fettsäuren verleiht den Zellfunktionen die polare Kraft insbesondere bei der Zellteilung, der Zellatmung und der Zellmembran. Ubichinon, auch Coenzym Q 10 genannt und Zytochrom c haben in der Atmungskette besondere Aufgaben als Hilfssubstrate. Sie vermitteln in der Membran den Wasserstoff- bzw. den Elektronenaustausch zwischen den einzelnen Enzymkomponenten. Nach dem Biochemiker Dr. Rudolf-Erich Klemke kann ein Defekt in der Atmungskette eine Störung des Elektronentransportes, der von den an gewissen Stellen zwischen die Zytochrome geschalteten sogenannten Kupplungsfaktoren ausgeht, hervorrufen. Damit der Elektronenfluß in der Atmungskette störungsfrei ist, müssen die Zytochrome (Enzyme) paarweise zusammenwirken, um die vollständige Reduktion eines Sauerstoff-Moleküls zu Wasser zu erreichen. *Wird dieser paarweise Wirkungsmechanismus durch den Ausfall eines anzuliefernden Elektrons gestört, so kommt es statt zur Bildung von Wasser zur Bildung von Hydroperoxidradikalen, die dann als hochaktive Produkte durch die Oxidation funktioneller Gruppen von Biomolekülen zahlreiche irreversible Schäden an den Stoffwechselprodukten der Zell-Chemie verursachen.*

Die Elektronen verleihen auch dem Blut die Fähigkeit, das Redox-Potential, den pH-Wert konstant zu halten. Durch ein Übermaß an Oxidation (zuviel Protonen, zu wenig Elektronen) und eine Veränderung des pH-Wertes ins saure Milieu, wird die Entartung von Bakterien zu pathogenen Bakterien und Pilzen begünstigt.

Ein Mangel an ungesättigten und hochungesättigten Fettsäuren kann zu schweren Krankheiten wie z.B. Hautschuppenbildung, Geschwüren, Nierenblutungen, Wachstumshemmungen und Störungen im Zentralnervensystem führen. Man nennt sie deshalb auch essentielle, d.h. für das Leben notwendigerweise in der Nahrung zuzuführende Fettsäuren. Sie kommen hauptsächlich in pflanzlichen Ölen vor.

Hochungesättigte Fettsäuren

H₃C
CH_2
H₂C
CH_2
H₂C — H
C
‖
C
H₂C — H
— H
C
‖
C
H₂C — H
CH_2
H₂C
CH_2
H₂C
CH_2
H₂C
C = O
HO

Linolsäure

CH_3
H₂C — H
C
‖
C
H₂C — H
— H
C
‖
C
H₂C — H
CH_2
H₂C
CH_2
H₂C
CH_2
H₂C
C = O
HO

Linolensäure

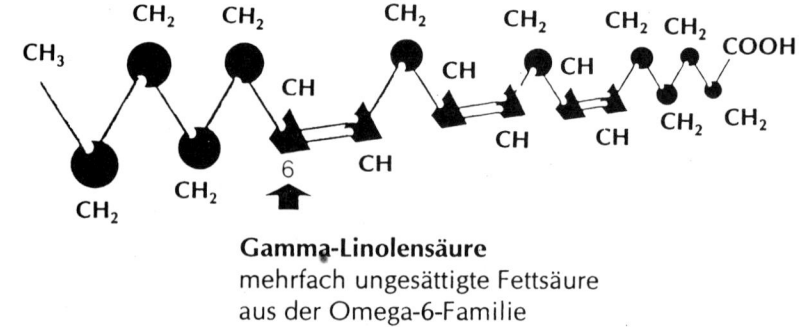

Gamma-Linolensäure
mehrfach ungesättigte Fettsäure
aus der Omega-6-Familie

Die hochungesättigten Fettsäuren

Hochungesättigte Fettsäuren sind Vitalbausteine für die 60 Billionen Zellen unseres Körpers. Sie wurden früher auch als Vitamin F bezeichnet und werden insbesondere zur Synthese von Phospholipiden, Bestandteilen der Zellmembranen, der Mitochondrien (Kraftwerke der Körperzellen) und von Prostaglandinen (Gewebshormone) benötigt. Hochungesättigte Fettsäuren können vom Körper selbst nicht hergestellt werden. Sie müssen also mit der Nahrung aufgenommen werden.

Hochungesättigte Fettsäuren stellen auch die Muttersubstanz der Prostaglandine dar. Dies sind örtlich wirkende Gewebshormone, die in bestimmten Geweben gebildet, freigesetzt und anschließend wieder abgebaut werden.

Eine sehr bekannte essentielle Fettsäure ist die doppelt ungesättigte Linolsäure, ebenso auch die Omega-3-Fettsäuren und die Omega-6-Fettsäuren und ganz speziell die Gamma-Linolensäure.

Die zweifach ungesättigte Fettsäure des Leinöls, die Linolsäure ($C_{18}H_{32}O_2$) hat in ihrer Fettkette zwei ungesättigte Doppelbindungen dicht nebeneinander liegen. Der ungesättigte Charakter der Fettsäuren bedingt die Flüssigkeit der Öle. Sobald zwei ungesättigte Doppelbindungen nebeneinanderliegen, addieren sich die Kräfte und es entsteht eine besondere elektrische Ladung, eine sogenannte „Elektronenwolke", die im Organismus eine Neuaufladung der lebenden Substanz bewirkt.

Die elektronenreichen, hochaktiven und hochungesättigten, essentiellen Fettsäuren, die Doppelbindung der Linolsäure und die dreifach ungesättigte Linolensäure bilden im Zusammenwirken mit den schwefelhaltigen Aminosäuren dipolare Verbindungen, deren Fähigkeit zur Bildung von Wasserstoffbrücken und damit zur Eiweißsynthese wesentlich sind.

Entwicklung einer Fettzelle

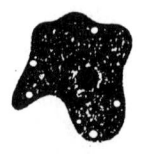

Zunächst erscheinen feine
Fettröpfchen im Cytoplasma
der Bindegewebszelle.
Sie werden größer, bis sie
die ganze Zelle ausfüllen.
Eine große Fettkugel mit
einem sehr schmalen Saum
von Cytoplasma und einem
an die Seite gedrängten Zellkern ist das Resultat.

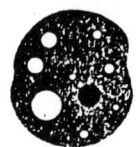

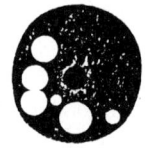

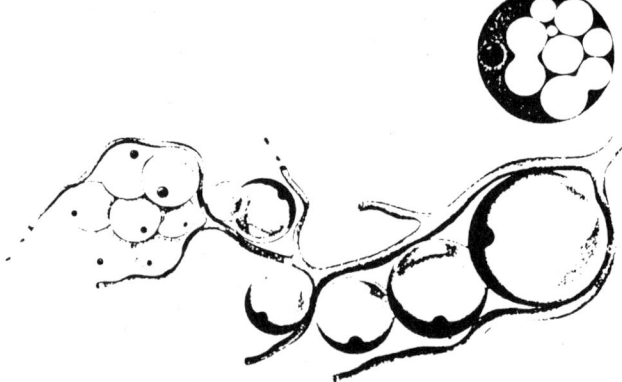

Frau Dr. Johanna Budwig hat in Ihrem Buch „Das Fettsyndrom" auf diese ganz wichtigen Fakten aufmerksam gemacht. Sie zeigte ausführlich, daß der Elektronenreichtum dieser ionischen Verbindungen eine Entkoppelung der Elektronenpaare verhindert und nur eine Lockerung der Bindung entsteht, wobei die Elektronenpaare bestehen bleiben, d.h. die Dipolarität dieser Verbindungen bleibt erhalten. Dies ist wichtig für die Eisenverbindungen der Zytochrome (Blutproteine). Die Zytochromoxidase (Atmungsenzym) ist der Sauerstoffakzeptor, der biologisch bedeutsame Gegenspieler des Eiweißes, der im Blutplasma die Dipolarität, die Spannkraft, die Lebensfunktion, die Atmung aufrechterhält.

Bei einer Entkoppelung der Elektronenpaare wird der Prozeß der Eiweißsynthese zu menschlichem Eiweiß gestört. Die Dipolarität der Verbindung geht dann verloren, die Elektronenwolke bricht zusammen. Die Zelle wird depolarisiert. Es entsteht eine „Energiemulde", die zur Störung der wichtigsten Lebensprozesse führen kann.

Die kürzeren Fettsäuren der Omega-3-Familie kommen in pflanzlichen Ölen wie Lein-, Raps-, oder Sojaöl vor, die längerkettigen im Fett von Kaltwasserfischen. Pflanzensamen sind die wichtigsten Quellen der Linolsäure (Omega-6-Fettsäure) und ihrer Verwandten, der Gamma-Linolensäure.

Die längerkettige Arachidonsäure (ebenfalls eine Omega-6-Fettsäure) findet sich nur in tierischen Produkten (Fleischerzeugnissen, Milch, Butter). Doch in unserem Körper kann aus anderen hochungesättigten Fettsäuren eine Umwandlung in die Arachidonsäure erfolgen.

Zum Beispiel kann der Körper aus der ihm in der Nahrung zugeführten Cis-Linolsäure (sie wird vom Körper selbst nicht hergestellt), mittels des Enzyms Delta-6-Desaturase, die wertvolle Gamma-Linolensäure bilden. Durch weitere Prozesse kann daraus das wichtige Gewebehormon Prostaglandin E1, das als hochaktiver Reglerstoff für viele Körperfunktionen dient, entstehen.

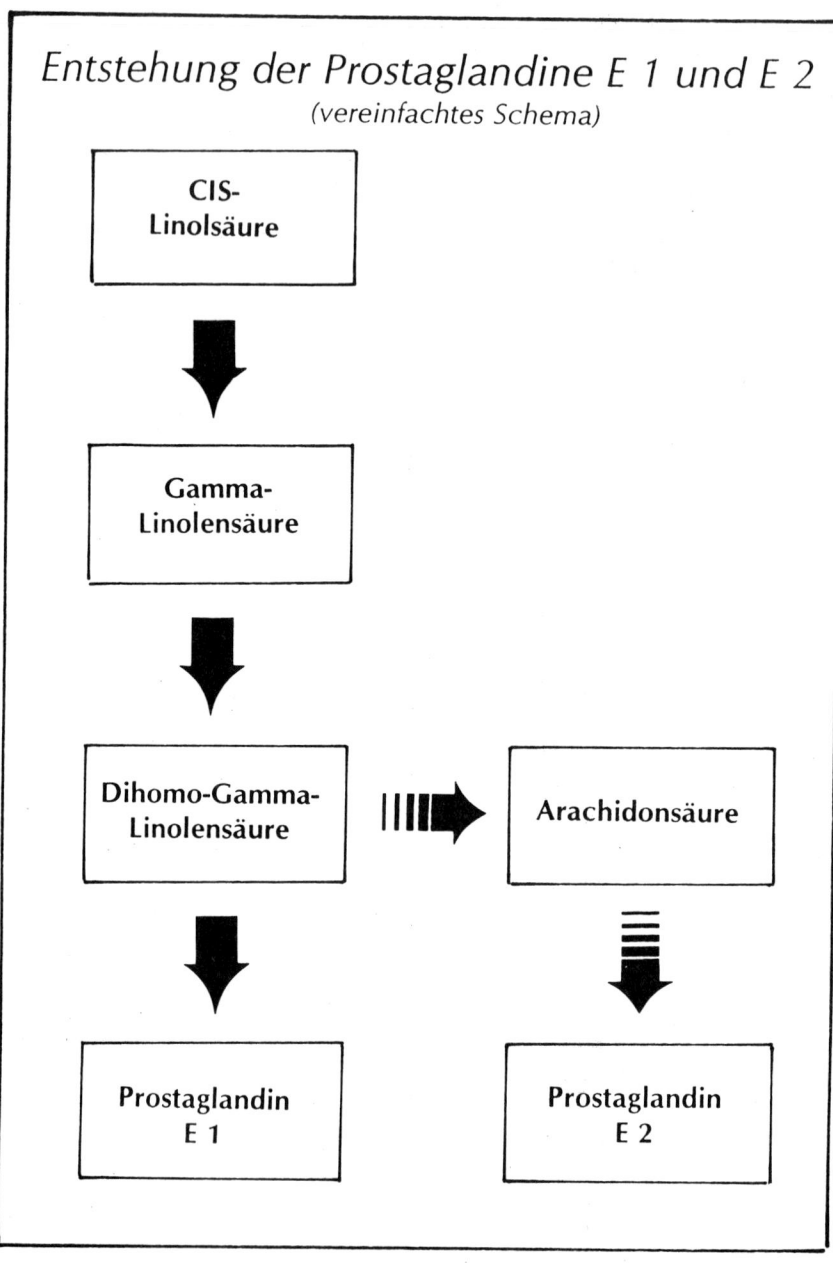

Entstehung der Prostaglandine E 1 und E 2
(vereinfachtes Schema)

CIS-
Linolsäure

Gamma-
Linolensäure

Dihomo-Gamma-
Linolensäure   Arachidonsäure

Prostaglandin   Prostaglandin
E 1   E 2

Die wichtige Rolle der Prostaglandine (Eicosanoide)

Wenn Fettsäuren durch bestimmte Reize aus den Zellmembranen freigesetzt werden, wandelt der Körper durch den Multi-Enzym-Komplex diese Fette in sogenannte Eicosanoide um. Diese Eicosanoide sind Gewebshormone, zu denen die Leukotriene, Prostaglandine und Tromboxane gehören, die eine ganz wichtige Rolle für die Funktion des Blutes und im Stoffwechselgeschehen spielen, im positiven wie auch auch im negativen Sinne. Viele Vorgänge des Stoffwechsels werden mit Hilfe von Hormonen reguliert und gesteuert. Dabei nehmen die Prostaglandine E1 eine Schlüsselfunktion ein. Ein Mensch produziert täglich etwa 1 Milligramm Prostaglandine.

Die Prostaglandine stammen nicht nur, wie es der Name angibt, aus der Prostata, wo sie Anfang der 30er-Jahre gleichzeitig in den USA, in England und in Schweden entdeckt wurden, sondern sie sind im Organismus weitverbreitet und werden in der Regel aus der Arachidonsäure gebildet. Heute kennt man etwa 14 Arten von Prostaglandinen und nennt sie auch „Zellhormone". Sie werden durch Buchstaben gekennzeichnet (PGA, PGB, PGC usw. bis PGH) und werden noch in Unterarten eingeteilt. Sie gehören entweder der E Serie (E1, E2, E3) oder der F-Serie (F1, F2, F3) an und unterscheiden sich in ihrer chemischen Struktur und in ihrer Wirkungsweise.

Prostaglandine haben einen Einfluß auf die Blutzirkulation, auf die Haut und ganz besonders auf das Immunsystem. Einige von ihnen sind zur Regulierung einer immunologischen Gleichgewichtsstörung unerläßlich, andere regulieren die Aktivität der Suppressor-T-Lymphozyten. Die vielfältigen Stoffwechseleffekte der Prostaglandine eröffnen auch therapeutische Anwendungsmöglichkeiten.

Es gibt zwei verschiedene Arten von Prostaglandinen, die genau gegenteilige Wirkungen haben. Die der ersten Reihe wirken ent-

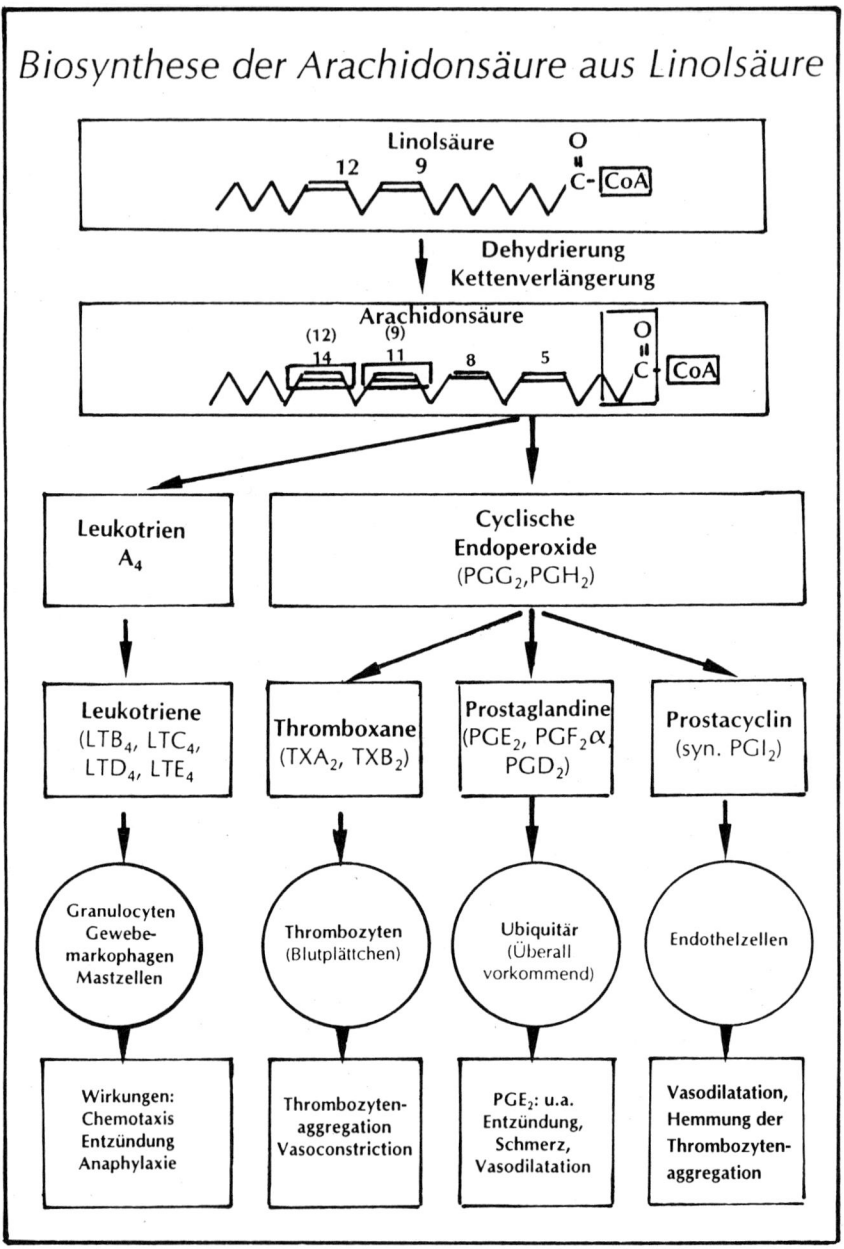

Biosynthese der Arachidonsäure aus Linolsäure

Linolsäure

$$\text{C-}\boxed{\text{CoA}}$$

12   9

Dehydrierung
Kettenverlängerung

Arachidonsäure

(12) (9)
14   11   8   5

$$\text{C-}\boxed{\text{CoA}}$$

| Leukotrien A_4 | Cyclische Endoperoxide (PGG_2, PGH_2) |

| Leukotriene (LTB_4, LTC_4, LTD_4, LTE_4) | Thromboxane (TXA_2, TXB_2) | Prostaglandine (PGE_2, $PGF_2\alpha$, PGD_2) | Prostacyclin (syn. PGI_2) |

| Granulocyten Gewebe-markophagen Mastzellen | Thrombozyten (Blutplättchen) | Ubiquitär (Überall vorkommend) | Endothelzellen |

| Wirkungen: Chemotaxis Entzündung Anaphylaxie | Thrombozyten-aggregation Vasoconstriction | PGE_2: u.a. Entzündung, Schmerz, Vasodilatation | Vasodilatation, Hemmung der Thrombozyten-aggregation |

zündungshemmend, während die der zweiten Reihe Entzündungen fördern.

Interessant ist eine Tatsache, die durch Erfahrungen und Beobachtungen ermittelt wurde: Eicosanoide, also auch Prostaglandine, die aus der Omega-6-Fettsäure Arachidonsäure (in tierischen Lebensmitteln) gebildet werden, wirkten förderlich auf verschiedene Krankheitsprozesse, dagegen Vertreter der Eicosanoide, die aus der Omega-6-Fettsäure Gamma- Linolensäure (in Pflanzensamen) gebildet werden, hemmten die entzündlichen Prozesse. Also ganz unterschiedliche Effekte bei ein und derselben Fettsäure.

Damit die Bildung der Prostaglandine der ersten Reihe aus der Gamma-Linolensäure vom Körper bevorzugt gebildet wird, sind Vitamin C, Niacin (Vitamin B) und das Spurenelement Zink wichtig.

Nur wenn in der Nahrung auch ausreichend Vitamine und Spurenelemente, vor allem Mangan, Zink und Kupfer vorhanden sind und genügend essentielle Fettsäuren zur Verfügung stehen, geht der Fettstoffwechsel und die Prostaglandinsynthese normal vor sich.

Insbesondere Zink ist bei der Synthese, Aktivierung und Hemmung von etwa 200 Enzymen beteiligt und insbesondere auch daran, daß aus der Gamma-Linolensäure Prostaglandine der ersten Reihe gebildet werden können. Besonders zinkreiche Nahrungsmittel sind weiße Bohnen, Weizenkeime, Vollkorngetreide, Chicorée, Zwiebel und einige Hefeprodukte.

Fettsäurenzusammensetzung
verschiedener Pflanzenöle
(Durchschnittswerte in Prozent)

Sojaöl

Linolsäure – L   Linolensäure – LL

14,5	21,5	64,0	(56,0 – L + 8,0 – LL)
gesättigt	einfach ungesättigt	mehrfach ungesättigt	

Sonnenblumenöl

12,0	24,5	63,5	(63,0 – L + 0,5 – LL)
gesättigt	einfach ungesättigt	mehrfach ungesättigt	

Weizenkeimöl

15,5	22,5	62,0	(57,0 – L + 5,0 – LL)
gesättigt	einfach ungesättigt	mehrfach ungesättigt	

Maiskeimöl

14,5	32,5	53,0	(52,0 – L + 1,0 – LL)
gesättigt	einfach ungesättigt	mehrfach ungesättigt	

Baumwollsaatöl

29,0	18,5	52,5	(52,0 – L + 0,5 – LL)
gesättigt	einfach ungesättigt	mehrfach ungesättigt	

Sesamöl

13,5	42,0	44,5	(44,0 – L + 0,5 – LL)
gesättigt	einfach ungesättigt	mehrfach ungesättigt	

Rapsöl

6,5	62,5	31,0	(21,0 – L + 10,0 – LL)
gesättigt	einfach ungesättigt	mehrfach ungesättigt	

Olivenöl

(9,5 – L + 1,0 – LL)

14,0	75,5	10,5
gesättigt	einfach ungesättigt	mehrfach ungesättigt

Pflanzenöle als Nahrungsmittel

Naturgemäß, aus pflanzlichen Rohstoffen gewonnen, sind die Pflanzenöle ein wertvoller Bestandteil einer anspruchsvollen, vollwertigen Ernährung. Sie liefern wichtige fettlösliche Vitamine, lebensnotwendige Fettbestandteile und Fettbegleitstoffe und bringen außerdem Geschmack ans Essen. Kaltgepreßte Spezialitäten für die gesunde Küche sind z.B. Distel-, Sonnenblumen-, Erdnuß-, Soja-, Sesam-, Haselnuß-, Oliven- oder Kürbiskernöl.

Als Öle sollten für uns nur kaltgeschlagene Öle in Frage kommen, also kaltgepreßte Öle, weil diese die hochungesättigten Fettsäuren in ausreichendem Maße enthalten. Hochungesättigte Fettsäuren sind im Sojaöl, im Sonnenblumenöl, Weizenkeimöl, Maiskeimöl, Baumwollsamenöl, Sesamöl, Rapsöl, Olivenöl, Mohnöl, Walnußöl, Distelöl usw. (Erdnußöl enhält weniger essentielle Fettsäuren.) Mais- und Weizenkeimöl werden aus den fettreichen Keimen gepreßt und enthalten besonders viel Vitamin E.

Den größten Anteil an der Weltölproduktion hat das Sojaöl. Es wird vor allem in USA und Ostasien angebaut. Olivenöl wird hauptsächlich in den Mittelmeerländern und Baumwollsaatöl in Afrika, Süd- und Mittelamerika angebaut. Sonnenblumenöl ist das nach Sojaöl am meisten produzierte Öl, es hat einen hohen Linolsäuregehalt.

Ohne entsprechende Fettstoffe würde es keine Erneuerung der Muskel- und Organgewebe und keine Knochenneubildungen geben. Unsere Gehirn- und Nervenmasse würde nicht mehr ergänzt werden und vor allem die innere Atmung, also die so wichtige Zellatmung in den Mitochondrien, das heißt die Verbrennung der Nährstoffe Zucker, Eiweiße und Fette in den mikroskopisch kleinen Kraftwerken der Zellen, aus denen unser Körper zusammengesetzt ist, würde zum Erliegen kommen. Dadurch wird die Lebenskraft und das Material für den Aufbau des Organismus gewonnen. Doch der Körper ist nur in der Lage, die gesättigten Fettsäuren, wie sie in den

Das Problem der Fetthärtung

Bei der Fetthärtung werden unter hohem Druck, hohen Temperaturen und einem Nickel-Katalysator die ungesättigten Fettsäuren mit Wasserstoff „abgesättigt", damit sie fester werden. Bei diesem Eingriff läßt sich nicht verhindern, daß die vorherige, natürliche Anordnung (Cis-Form) am Fettsäure-Rumpf aufgehoben wird und die Wasserstoffatome nicht mehr nebeneinander, sondern gegenüber (trans) liegen.

Der menschliche Stoffwechsel ist ganz auf Cis-Fettsäure ausgerichtet. Sie wird in die Zellwände eingelagert und sorgt, daß sie flexibel und durchlässig bleiben.

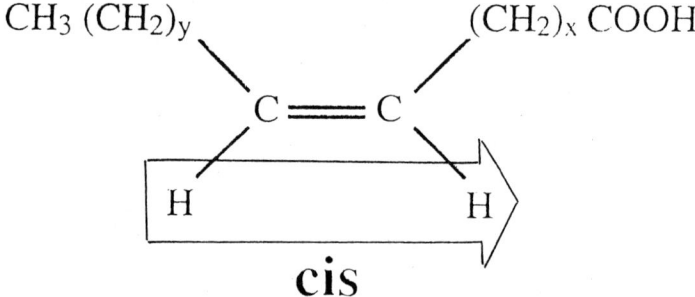

$$CH_3 (CH_2)_y \qquad\qquad (CH_2)_x COOH$$

$$C = C$$

$$H \qquad\qquad H$$

cis

Trans-Fettsäure kann die Bildung bestimmter Prostaglandine vermindern, was die Arteriosklerose fördern kann. Prostaglandine wirken entzündungsdämpfend bei Allergien. Durch Zufuhr von Trans-Fettsäure ist diese Wirkung nicht mehr gewährleistet.

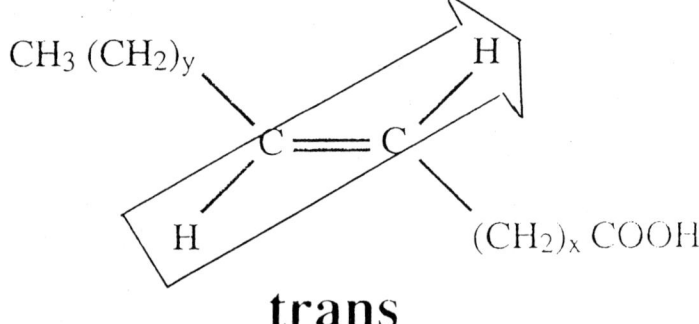

$$CH_3 (CH_2)_y \qquad\qquad H$$

$$C = C$$

$$H \qquad\qquad (CH_2)_x COOH$$

trans

Chemisch gehärtete Fette enthalten erhebliche Mengen an Trans-Fettsäuren, für welche eine cholesterinerhöhende Wirkung nachgewiesen ist.

tierischen Fetten vorkommen, zu verbrennen und Energie daraus zu gewinnen, wenn er ordnungsgemäß ernährt wird *und ihm auch zugleich die nötigen ungesättigten Fettsäuren in Form von hochwertigen Ölen (insbesondere für Salate und Rohkost) oder Samenfrüchte, Kerne, Nüsse zugeführt werden.*

Bei der Beurteilung eines Fettes ist das Verhalten zwischen mehrfach ungesättigten und gesättigten Fettsäuren wichtig. Diese Relation wird durch den P/S-Quotienten (P = polyunsaturated - mehrfach ungesättigt, und S = saturated - gesättigt) ausgedrückt. Er sollte in der Nahrung insgesamt bei 1,0 liegen. Bei der diätischen Behandlung eines erhöhten Cholesterinspiegels ist ein P/S Quotient von 1,5 bis 2,0 anzustreben, das heißt, daß der Anteil mehrfach gesättigter Fettsäuren größer ist, als der Anteil gesättigter Fettsäuren.

Reines, kaltgepreßtes Pflanzenöl sollte nach dem Öffnen der Flasche bald verbraucht werden, da es schnell ranzig werden kann. *Ranziges Fett darf grundsätzlich nicht mehr verwendet werden, denn es enthält zu viel Peroxide.*
Die hochwertigen, lebendigen, ungesättigten und hochungesättigten Fette sind empfindlich gegen Luft und Hitze. Sie sollten immer erst nach einem Kochprozeß beigegeben werden. Das Öl, das wir verwenden, sollte unter allen Umständen kalt geschlagen, beziehungsweise kalt gepreßt sein. Es darf auch nicht chemisch behandelt sein.

Bei der industriellen Herstellung von Margarine und Pflanzenfetten werden die Fettsäuren in ihrer räumlichen Anordnung von der *Cis*-Form zur *Trans*-Form verändert. Aber nur die Cis-Form ist für den menschlichen Organismus nützlich. Ungesättigte Fettsäuren kommen immer in der natürlichen Cis-Form vor.
Erst durch den Härtungsprozeß ändert sich bei einem Teil von ihnen die molekulare Konfiguration zur Trans-Form, bei der die H-Atome im Umfeld der Doppelbindung anders angeordnet sind. Man vermutet heute, daß die Trans-Fette zwar in die Zellwand eingebaut werden, dort aber für ihre eigentliche Funktion nicht mehr geeignet sind und spricht in diesem Zusammenhang von „Fettsäurekrüppeln".

Die Trans-Form trägt zur Bildung von freien Radikalen bei, weil sie die Phospholipide in der Zellwand, die dann durchlässiger wird, verändert. Es kommt zu krankhaften Veränderungen des Stoffwechsels.

In den westlichen Industrieländern besteht eine zu kalorienreiche Ernährung mit bis zu 45 Prozent aus gesättigten, tierischen Fetten. Bei einer fabrikmäßigen Behandlung der Fette und Öle werden meist die essentiellen Fettsäuren restlos geopfert. Bereits beim Pressen des Öles aus den Ölfrüchten werden zum Zwecke der höheren Ausbeute Wärme und Chemikalien angewandt, die eine Zerstörung von Fermenten zur Folge haben.

Im Laufe der weiteren Verarbeitung erfolgt die sogenannte Härtung der Fette. Dabei werden die Doppelbindungen mit Wasserstoff abgesättigt. Die Abgabe der Elektronen, die in der Zelle so segensreich wirkt, wird vorweggenommen. Das Fett wird dadurch schwer verdaulich und reaktionsträge. Es kann seine Aufgabe als Lieferant von Atmungsfermenten nicht mehr erfüllen und die Fettdepots können nicht richtig verstoffwechselt werden. Oft werden nachträglich noch ungesättigte Fettsäuren zugesetzt, aber dadurch ist trotz allem keine natürliche biologische Reaktion mehr möglich.

Sehr gefährlich können überhitzte Fett werden, denn durch die Überhitzung wird die Zusammensetzung der Fette verändert. Auch beim Backen, Braten, Fritieren von mehrfach ungesättigten Fettsäuren können automatisch Kohlenwasserstoffe entstehen, die giftig und gesundheitsschädigend sind. Sie sind identisch mit den Stoffen, die beim Rauchen inhaliert werden. Vor allem beim Grillen werden durch das Verdampfen der Fette so viele Kanzerogene frei wie bei 600 gerauchten Zigaretten. Prof. J. Clausen vom Institute of Life Science, Roskilde University, Dänemark, stellte noch 7 Tage nach dem Verzehr gegrillter Speisen Anlagerungen von Kanzerogenen im Erbmaterial von Blutzellen fest. Nahmen die Versuchspersonen vorher Antioxidantien wie Selen, Vitamin E und Beta-Karotin, waren die Anlagerungen nur 2 Tage lang festzustellen.

Bei stark erhitztem Fett kann die Leber dann kein einwandfreies Cholesterin mehr herstellen, es entsteht ein verändertes, unnatürliches Cholesterin. So sind gesättigte oder ungesättigte Fette für den Körper am schädlichsten, wenn sie als Back- oder Kochfett verwendet werden, vor allem, wenn sie mit anderen Nahrungsmitteln, insbesondere mit Stärke, erhitzt werden. Bratkartoffeln, Krapfen, Pfannkuchen, Kartoffelchips, frischer (noch warmer) Kuchen, Pastetenteig, Back- und Konditorwaren - sie alle tragen zu verändertem Cholesterin bei. Das Cholesterin kann „ausflocken" und sich an der Innenwand der Herzkranzgefäße anlagern und sie verengen. Da es sich beim Cholesterin um spitze Kristalle handelt, können die Cholesterinkristalle, wenn sich in den Blutgefäßen ein hoher Innendruck befindet, gegen die Gefäßwände gedrückt werden. Das Blutgefäß verliert dann seine Elastizität und verkalkt. Das entstandene Strömungshindernis kann der Beginn einer Arteriosklerose sein.

Faktoren, welche nach Hippokrates eine Schädigung des Gleichgewichts der Körpersäfte hervorrufen, sind eine falsche Ernährung mit gehärteten und gesättigten Fetten, Bewegungsmangel, Rauchen, Alkoholgenuß, anhaltende Streßsituationen, bestimmte Medikamente, Viruseffekte und Zinkmangel.

Auf dieser Basis beruht die enorme Zunahme der Zivilisationskrankheiten, auch die erhöhte Anfälligkeit gegen Infektionskrankheiten jeder Art. Diesen Übeln können wir nur mit der Reinhaltung von Nahrung, Wasser und Luft mit Erfolg begegnen, und in diesem Verhütungsprozeß spielen die hochungesättigten Fettsäuren eine wesentliche Rolle.

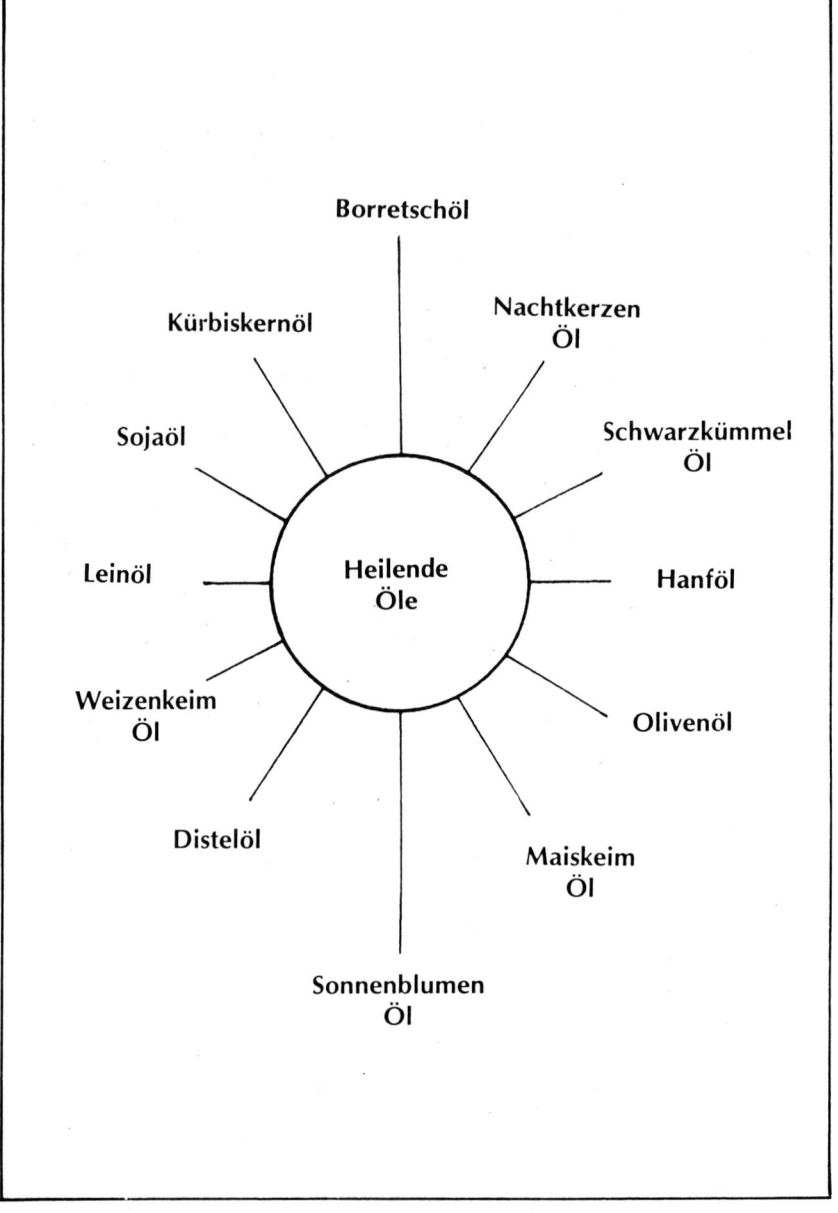

Pflanzenöle als Heilmittel

Seit einigen Jahren hat die Wissenschaft nicht nur den gesundheitlichen, sondern auch den therapeutischen Wert der essentiellen Fettsäuren entdeckt. Dies gilt insbesondere für die Omega-3-Fettsäuren und die Omega-6-Fettsäuren und davon speziell für die sogenannte Gamma-Linolensäure (GLA). Als wichtigste Vorstufe der Prostaglandine und als Träger der fettlöslichen Vitamine haben sie wesentlichen Einfluß auf die Blutzirkulation, auf die Haut, auf das Immunsystem und auf eine Vielzahl von Stoffwechselprozessen.

Mit einem täglichen Konsum von etwa 20 bis 30 Gramm kalt genossenem Pflanzen-Öl mit essentiellen Fettsäuren (z.B. Sonnenblumenöl) können Sie dazu beitragen, Ihr Immunsystem im Gleichgewicht zu halten. Außerdem erhöhen sich dadurch die Antioxidantien in den Zellen, welche dem frühzeitigen Altern vorbeugen. Auch die Zell-Membranen werden widerstandsfähiger gegenüber „Angriffen", die nicht nur durch falsche Ernährung, sondern auch durch Smog und andere belastende negative Umweltfaktoren verursacht werden.

Nach Dr. Jung haben sich hochungesättigte Fettsäuren nicht nur bei Krebs, sondern auch bei anderen Kulturkrankheiten, die auf eine Schädigung der Zellatmung zurückzuführen sind, bewährt. Durch Normalisierung der Zellatmung konnten Heilungserfolge erzielt werden. Rheumatismus, Asthma, Leberleiden, Magen-Darmerkrankungen, ja selbst Tuberkulose haben auf solche hochungesättigten Fettsäuren günstig angesprochen.

Man konnte nachweisen, daß die mehrfach ungesättigten Fettsäuren den Cholesterinspiegel im Blut senken, während ihn die gesättigten Fettsäuren erhöhen. Bei der Neurodermitis liegt wahrscheinlich auch eine Störung der Bildung der Gamma-Linolensäure vor, da das dafür verantwortliche Enzym ungenügend arbeitet. Bei Gaben von hochungesättigten Fettsäuren konnten positive Wirkungen festgestellt werden.

Dr. H. P. Nissen von der Universitäts-Hautklinik und Poliklinik in Bonn bestätigte bei einem Vortrag der 43. DGF-Tagung in Hamburg ebenfalls die positive Wirkung der Gamma-Linolensäure bei Patienten mit Neurodermitis.

Oedeme und Herzfunktionsstörungen konnten durch ungesättigte Fettsäuren beseitigt werden. Vorwiegend hochungesättigte Fettsäuren entfalten eine Unzahl biologischer Effekte, die in ihren Einzelheiten heute noch nicht voll erklärt werden können.

Dr. Jung führt aus: „Bei dem innigen Zusammenspiel der Verbrennung der Nährstoffgruppen Zucker, Eiweiße und Fette wird es verständlich, daß die hochungesättigten Fettsäuren im chemischen Zell-Laboratorium des Körpers und der Leber eine besondere Rolle spielen müssen. So konnte Weitzmann bei Gallenleiden mit ihrer Hilfe Kranke in kurzer Zeit beschwerdefrei machen und von heftigen Koliken befreien. Bei Funktionsschwäche der Leberzellen sind auch die hochungesättigten Fettsäuren besonders erfolgversprechend, denn sie steigern die Gallensekretion. Überhaupt soll die Aktivität der Leberzellen von ihrem Gehalt an hochungesättigten Fettsäuren abhängig sein."

Ein positiver therapeutischer Effekt wurde ebenfalls beim „Hyperkinetischen Syndrom" (Zappelphilipp) erzielt. Neben Versuchen, durch Reduktion des Phosphatgehaltes in der Nahrung und auch durch geeignete Psychotherapie das Krankheitsbild zu beeinflussen, ergab die Zufuhr von gamma-linolensäurehaltiger Diät einen bemerkenswerten Erfolg. Die Kinder konnten durch die Stoffwechsel-aktivierung mit der essentiellen Fettsäure körperlich und geistig leistungsfähiger werden, die Konzentration und die Aufmerksamkeit wurde gefördert.

Durch Gamma-Linolensäure ergaben sich auch nach zahlreichen wissenschaftlichen Studien erste positive Ergebnisse bei Multiple Sklerose.

Die unglaublich erscheinende Wirkung des Sonnenblumenöls beim Ölschlürfen ging viele Male durch die Presse. Die Resultate des Heilverfahrens haben Bewunderung und Zweifel hervorgerufen. Doch jeder kann selbst die heilenden Wirkungen des Sonnenblumenöls beim Ölschlürfen feststellen und am eigenen Körper erfahren.

Die außergewöhnlichen Wirkungen des Borretschöls, durch die Gamma-Linolensäure, insbesondere bei hormonell bedingten Depressionen bei Frauen in den Wechseljahren und auch beim Prämenstruellen Syndrom wurde bereits erwähnt. Die Gamma-Linolensäure kommt in verschiedenen Pflanzenölen vor, die jetzt nacheinander besprochen werden. Die höchste Konzentration der Gamma-Linolensäure befindet sich allerdings im Borretschöl.

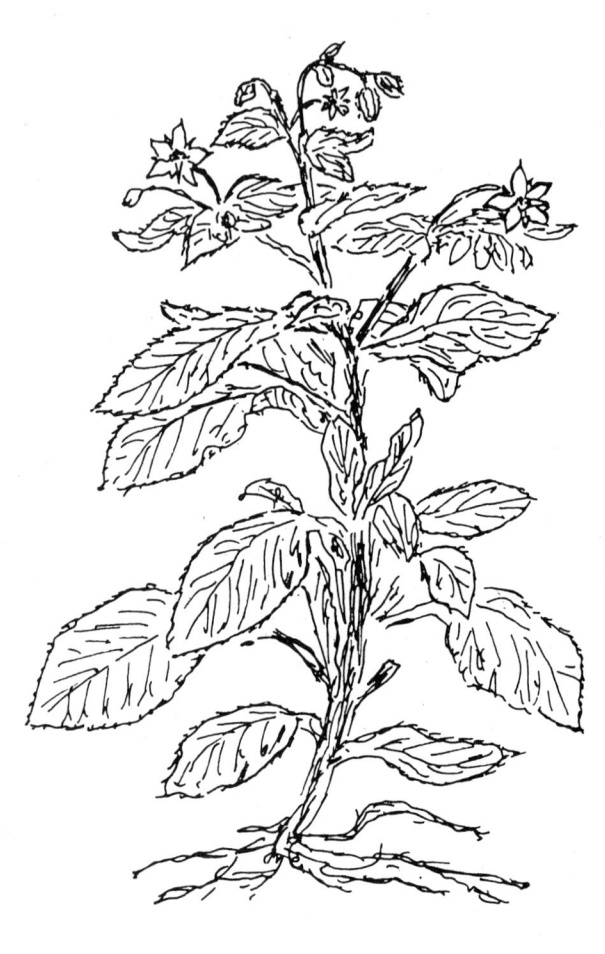

Borretsch *(Borrago officinalis)*

Borretschöl

Die Borretschpflanze, auch Gurkenkraut oder Gurkenkönig genannt, war ursprünglich in Kleinasien beheimatet. Sie wächst heute überall und ist verwandt mit dem bei uns heimischen Lungenkraut, dem Beinwell und dem Gemeinen Natterkopf. Sie alle gehören zur großen Familie der Borretschgewächse.

In alten Kräuterbüchern ist zu lesen: „Die holdseligen Borragenblumen mögen in Speis und Trank fröhlich benützt werden, denn sie stärken das Herz und Hirn, erwecken die verzagten, traurigen, melancholischen Menschen zur Freude und munterem Sinn und läutern das Geblüt."

Im Sommer ist der Borretsch von wunderschönen himmelblauen Blütensternen übersät, die ebenso wohlschmeckend und eßbar sind, wie die Blätter. Man sollte sie aber weder trocknen, noch einfrieren.

Die wesentlichen Inhaltsstoffe von Borretsch sind: Vitamin A, B1, B2, Bausteine für B17, C, Kalzium, Magnesium, Eisen, Natrium, Phosphor, Zink, Mangan, Molybdän, Silicea, Saponine, Flavonoide, ätherische Öle, Chlorophyll, Schleim und Gerbstoffe.

Ein Getränk aus Borretschblättern unterstützt die Reinigung und Sanierung geschädigter Zellen von schwer löslichen Schlacken und Giften. Auch bei hartnäckigen rheumatischen Stoffwechselablagerungen und Schlacken sowie bei Herzbeschwerden, Nierenentzündungen, Leber- und Gallenerkrankungen werden Borretschgetränke empfohlen.

Am meisten aber wurde Borretsch bekannt, als man vor einigen Jahren eine hohe Konzentration, nämlich 24 Prozent Gamma-Linolensäure, im Borretschöl feststellte, das durch ein schonendes Extraktionsverfahren aus dem Samen der Borretschpflanze gewonnen wird.

Ein ausgeglichener Hormonhaushalt ist vor allem für Frauen sehr wichtig. Manche Frauen leiden ab dem 10. Tag vor Beginn ihrer Periode an unangenehmen körperlichen und seelischen Beschwerden, dem sogenannten Prämenstruellen Syndrom (PMS). In der Frage nach den Ursachen für das PMS gibt es verschiedene Modelle und Erklärungsversuche. Wahrscheinlich liegt ein Hormonmangel bzw. eine Hormonverschiebung zugrunde.

Es wird vermutet, daß Frauen mit PMS einen Mangel an Gamma-Linolensäure haben, wodurch ein Überschuß an dem weiblichen Hormon Prolactin entsteht. Auf der Suche nach einer natürlichen, möglichst nebenwirkungsarmen Methode der PMS-Behandlung, stießen die Wissenschaftler mit Erfolg auf die Gamma-Linolensäure.

Gamma-Linolensäure ist die Vorstufe für die Bildung von Prostaglandin E1, das u.a. auch für das Zusammenspiel der weiblichen Hormone Östrogen, Progesteron und Prolaktin verantwortlich ist. Wenn auch natürliche Schwankungen im Stoffwechselgeschehen der Frau zum Zyklus gehören, so ist doch heute bekannt, daß die Gamma-Linolensäure Stoffwechselschwankungen ausgleichen und die Voraussetzungen schaffen kann für einen wirksamen Selbstschutz des Körpers, auch gegen die monatlichen Beschwerden. *Borretschöl hat auch schon vielen Frauen bei hormonell bedingten Depressionen in den Wechseljahren geholfen.*

Größere Konzentrationen von Gamma-Linolensäure kommen sonst nur in der Muttermilch vor. *Genauso, wie das neugeborene Kind Gamma-Linolensäure für seinen Stoffwechsel benötigt, ist die essentielle Fettsäure für den Menschen in jedem Lebensabschnitt ein unerläßlicher Baustein im Stoffwechsel.*

Bereits im vergangenen Jahrhundert wußte Eugène Baruck von einer Südfrankreich-Reise zu berichten, „daß man dort das Öl der Borretschpflanze mit der Nahrung aufnimmt und sich davon ein jugendliches, frisches Aussehen verschafft."

Distelöl

Distelöl wird aus der Färberdistel, auch Saflor genannt, gewonnen. Diese distelartige Pflanze mit dornigen Blättern brachte eine der ersten bekanntesten Ölsaaten im Nahen Osten, Indien und Japan hervor. Heutzutage haben sich Nord- und Südamerika sowie Australien mit riesigen Anbauflächen auch zu wichtigen Anbaugebieten für Distelöl entwickelt.

Die Distel wurde ursprünglich wegen ihres roten Farbstoffes, der in den Blüten enthalten ist, angebaut: Daher auch der Name Färberdistel.

Der Gehalt an Öl im Samen liegt bei etwa 60% mit einer Ausbeute bei schonender Pressung von 27%. Das besondere am Distelöl ist der hohe Anteil an mehrfach ungesättigter Linolsäure mit 75 - 80%. Hierin übertrifft sein Gehalt an Linolsäure die anderen Öle. Darin liegt sein hoher Wert für eine gesunde Ernährung.

Wegen seines kratzenden Geschmacks wird auch sogenanntes kaltgepreßtes Distelöl zumindest teilraffiniert.

Entsprechend gering, verglichen mit anderen Ölen, ist seine Haltbarkeit. Wegen seiner wertvollen Bestandteile sollte es nicht erhitzt, sondern ausschließlich für Rohkost und Salate verwendet werden. Spezielle therapeutische Anwendungen sind direkt nicht bekannt, aber auch nicht auszuschließen.

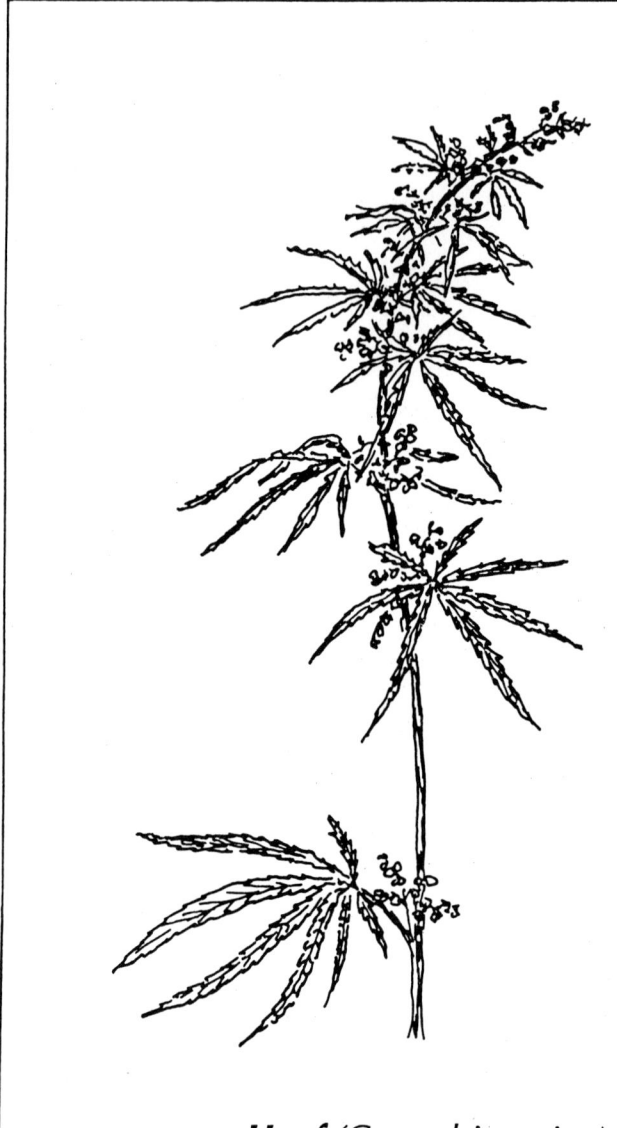

Hanf *(Cannabis sativa)*

Hanföl

Hanföl hat ein gut ausgewogenes essentielles Fettsäure-Profil. Die Analyse des Hanföls ergibt 12% einfach ungesättigte, 50% zweifach ungesättigte, 18% dreifach ungesättigte und 3% Gamma-Linolensäure. Die Gamma-Linolensäure unterstreicht die wichtige medizinische Bedeutung des Hanföls.

Nach Prof. Stemmann, Städt. Kinderklinik Gelsenkirchen, wurde Hanföl zur Behandlung von Neurodermitis und anderen chronischen Hautkrankheiten eingesetzt. Jeden Tag zwei, drei Teelöffel von diesem nussig schmeckenden Öl geschluckt und eine Öleinreibung der befallenen Hautstellen haben bei einer ganzen Reihe von Kindern ein Verschwinden oder zumindest einen Rückgang der jukkenden Flecken bewirkt. Es gibt allerdings auch Kranke, bei denen das Öl nicht zu helfen scheint.

Laut einer japanischen Studie (Kemmoku 1992) senkt Hanföl den Cholesterinspiegel. Amerikanische Studien zeigen den positiven Einfluß von Hanföl auf das Wohlbefinden von Krebs- und Aids-Kranken. (R. Corter, Univ. California, San Francisco, Oncology 5 (9) Supplement.)

Hanföl wirkt krampflösend bei epileptischen Anfällen, Multiple Sklerose und chronischen Schmerzzuständen. Die Entzündungen gehen schneller zurück und die Infektiosität von Herpes Viren wird erniedrigt.

Vor mehr als 100 Jahren standen Hanfarzneimittel an zweiter Stelle der in den USA verordneten Arzneimittel. Diese Medikamente kamen zum Einsatz gegen Müdigkeit, Husten, Rheumatismus, Migräne, Krämpfe und Depressionen. Hanf als Schmerzmittel wurde durch Aspirin abgelöst.

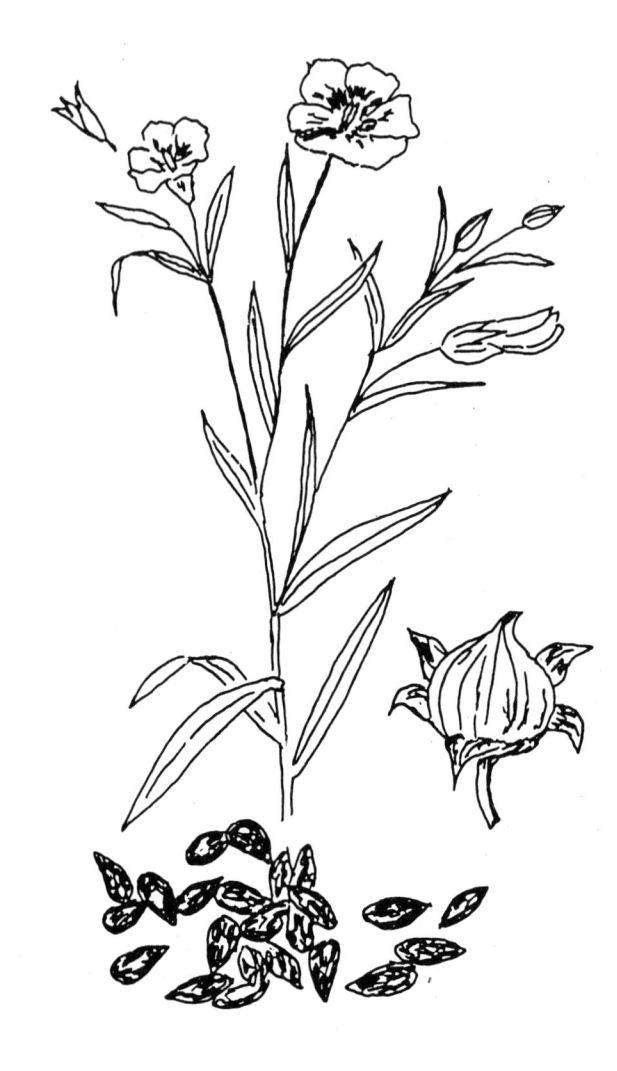

Lein = Flachs *(Linum usitatissimum)*

Leinöl

Der Lein ist eine der ältesten Kulturpflanzen. Man fand in ägyptischen Gräbern Darstellungen des Kulturverfahrens, Fasern der Grabgewänder und Fruchtkapseln dieser Pflanze - ein Beweis für das hohe Alter des Leinanbaus. Als Genußmittel wurde Leinsamen um 650 v. Chr. von den Griechen erwähnt und die Römer berichteten auch von seiner medizinischen Verwendung.

Die Äbtissin Hildegard empfiehlt die Samen zu Umschlägen. Aber auch als Heilmittel gegen Katarrhe, Unterleibschmerzen und Durchfall. Als Hustenmittel wird es bereits in frühester Zeit erwähnt.

Die himmelblauen Blüten des Leins sind sehr zart und blühen nur kurz. Vorwiegend durch Selbstbestäubung werden die Früchte - die Leinsamen - gebildet. Der Lein hat nur eine kurze Vegetationszeit von etwa 100 Tagen. Leinsamen ist geruchlos, beim Kauen schmeckt er leicht ölig.

Das Leinöl, das durch kaltes Auspressen aus den Samen gewonnen wird, ist biologisch sehr wertvoll und enthält zwischen 4,5 und 23% cis-Linolsäure und 25,8 bis 58% Linolensäure. Die Beschaffenheit des Öls ist je nach Klima verschieden. Leider hat sein an frisch geschnittenes Gras erinnernder Geschmack seiner Verwendung als Speiseöl Grenzen gesetzt. Doch sehr beliebt sind Quark mit Leinöl und Kartoffeln.

Bei Ratten, die längere Zeit ohne diese Fettsäuren ernährt wurden, starben die Schwänze ab und schwerwiegende Krankheitserscheinungen an Haut, Schleimhaut, Leber, Nieren und anderen Organen wurden beobachtet. Plötzliche Zufuhr kleiner Mengen von Linolsäure oder Linolensäure (Leinsamen) wirkte heilend und schützend. Ein Verzehr von hochwertigem Leinsamen oder Leinöl ist in der Lage, schwere Störungen der Zellatmung zu verhindern.

Die Tatsache, daß die Linolsäure in einer chemischen Bindung in der sogenannten Zytochromoxidase, einem Atmungsferment, sitzt, ohne das die Gewinnung von Energie aus der Atmung nicht möglich ist, zeigt unwiderlegbar die Bedeutung der Linolsäure (Leinölsäure) für die Zellatmung. Da an diesen Vorgängen noch der Eiweißkörper Cystein in maßgebender Weise beteiligt ist, verstehen wir den empfohlenen Gebrauch von Leinöl- oder Leinsamen-Quark-Gemischen bei verschiedenen Krankheiten. Die Kombination einer solchen Ernährung mit Fruchtsäuren wie Zitronensäure, Apfelsäure und anderen organischen Säuren dürfte den Effekt einer Leinöl-Quark-Diät noch wesentlich erhöhen.

Der Leinsamen enthält bis zu 45% fettes Öl, Oleum lini, 20,7% Protein (Eiweiß-)stoffe, bis zu 1,5% Linamarin, ein cyanogenes Glykosid, das nach fermentativer Spaltung Glukose und Blausäure liefert. Weiterhin enthält Leinsamen 6% Schleimstoffe, die bei der Hydrolyse Glukose, Galaktose, Arabinose und Xylose liefern. Außerdem sind im Leinsamen die Vitamine E, D, C, B1, B2, Provitamin A und Nikotinsäureamid und die Mineralstoffe und Spurenelemente Kalium, Natrium, Magnesium, Kalzium, Chlorid, Phosphor und Schwefel sowie Eisen, Kupfer, Zink, Mangan, Kobalt, Molybdän, Nickel, Aluminium, Bor, Chlor, Jod und Kieselsäure.

Die abführende Wirkung der unzerkleinerten Leinsamenkörner beruht auf dem Quellungsvermögen der oberen Zellschichten. Bei seiner Passage durch den Darmkanal quillt der Leinsamen fast um das Dreifache seines Volumens aus, die Darmwand wird gedehnt und dieser Reiz führt zu einer vermehrten Darmtätigkeit mit nachfolgendem Stuhlgang. So stellt Leinsamen ein ideales, dem Organismus angepaßtes, Abführmittel dar.

Bei Husten, Heiserkeit und auch bei Katarrhen der Atemwege können die Abkochungen zerquetschten Samens heilend wirken. Hier spielen die im Samen enthaltenen Linol- und Linolensäuren eine die Heilung unterstützende Rolle.

Kürbiskernöl

Der Ölkürbis ist eine besondere Züchtung mit wenig Fruchtfleisch und vielen Kernen. Solche Kerne haben eine dünne Haut und trocknen schnell an der Sonne. Sie enthalten ca. 46% Fett mit 57% mehrfach ungesättigten Fettsäuren. Die Farbe ist meist dunkelbraungrün mit einem hocharomatischen Geschmack.
Kürbiskernöl kann aus den Samen verschiedener Ölkürbisarten gewonnen werden.

Wie Sonnenblumenöl und Sojaöl ist das Kürbiskernöl reich an Vitamin E.

In der Volksmedizin gilt das Öl als Heilmittel bei Blasenleiden und Prostatabeschwerden. Männer, die vorbeugend für ihr Alter etwas tun wollen, sollten rechtzeitig damit beginnen, Kürbiskernöl zu verwenden. Frauen können manch Unangenehmes vermeiden, indem sie ihrer Blase zuliebe den gleichen Weg einschlagen.

Maiskeimöl

In Mexiko und Peru ist Mais eine altbekannte Kulturpflanze. Das Öl wird nur aus den Maiskeimen gewonnen, nachdem diese vom Korn getrennt wurden.

Der Keimling hat ca. 35% Öl mit etwa 30% einfach ungesättigter Fettsäure und 56% mehrfach ungesättigter Fettsäure. Durch seinen hohen Gehalt an oxidativ wirkendem Vitamin E ist es verhältnismäßig gut haltbar. Maiskeimöl ist auch reich an Phosphatiden (Lezithin), Tocopherolen und vielen anderen ernährungsphysiologisch wertvollen Fettbegleitstoffen.

Es hat einen eigenständigen Geschmack und wird auch öfters mit anderen Ölen gemischt. Auf keinen Fall sollte es erhitzt werden.

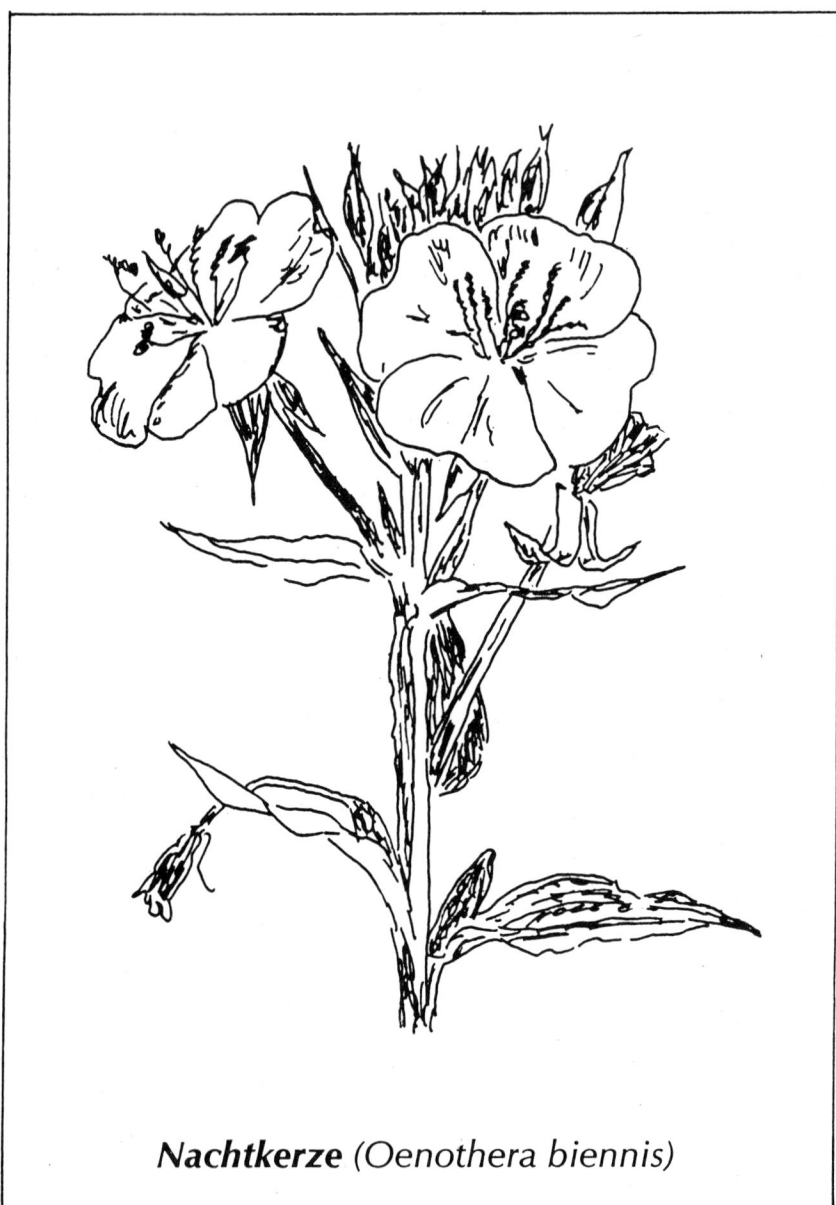

Nachtkerze *(Oenothera biennis)*

Nachtkerzenöl

Die ursprüngliche Heimat der Nachtkerze ist Amerika, wo sie in mehr als 200 Arten vorkommt. Anfang des 17. Jahrhunderts kam sie nach Europa. Die Virginische Nachtkerze (Oenothera bienis) wächst bei uns auf Ödland, an Böschungen und in Gärten. Die zweijährige, bis 1 Meter hohe Staude blüht im Juni-Juli. Ihre schwefelgelben, großen Blüten, deren Kelchblätter oft zurückgeschlagen sind, werden von Nachtschmetterlingen bestäubt. Aus den befruchteten Blüten entwickeln sich etwa 3 Zentimeter lange Früchte, die etwa 200 Samen enthalten, aus denen man das Nachtkerzenöl gewinnt. Etwa 10 000 Samen sind notwendig, um 1 Gramm Nachtkerzenöl zu gewinnen.

1949 wurde in England in dem fetten Öl der Nachtkerzen ein sehr hoher Anteil an Gamma-Linolensäure entdeckt. Wie bereits gesagt, ist diese essentielle Fettsäure die Muttersubstanz der für den Stoffwechsel so wichtigen Prostaglandine.

Für die Erforschung der Prostaglandine wurde 1982 der Nobelpreis für Medizin verliehen. Dr. David Horrobin prophezeite: „Ich glaube, daß wir innerhalb des nächsten Jahrzehnts die Möglichkeit haben, auf dem Gebiet der Prostaglandine sowohl in der Biologie als auch auf dem Gebiet der praktischen Medizin eine Revolution herbeizuführen."

Bewährt hat sich die Einnahme von Nachtkerzenöl vor allem (wie das Borretschöl) beim Prämenstruellen Syndrom (PSM), zur Regulierung des Stoffwechsels, zur Erweiterung der Blutgefäße, bei Bluthochdruck, zur Senkung des Cholesterinspiegels, zur Stärkung des Immunsystems, bei Leberschäden und Entzugssymptomen sowie bei nervösen, überaktiven Kindern.

Sehr oft wird auch eine Mischung von Nachtkerzenöl, Borretschöl und Vitamin E angeboten, um die Wirkung im Ganzen noch zu erhöhen.

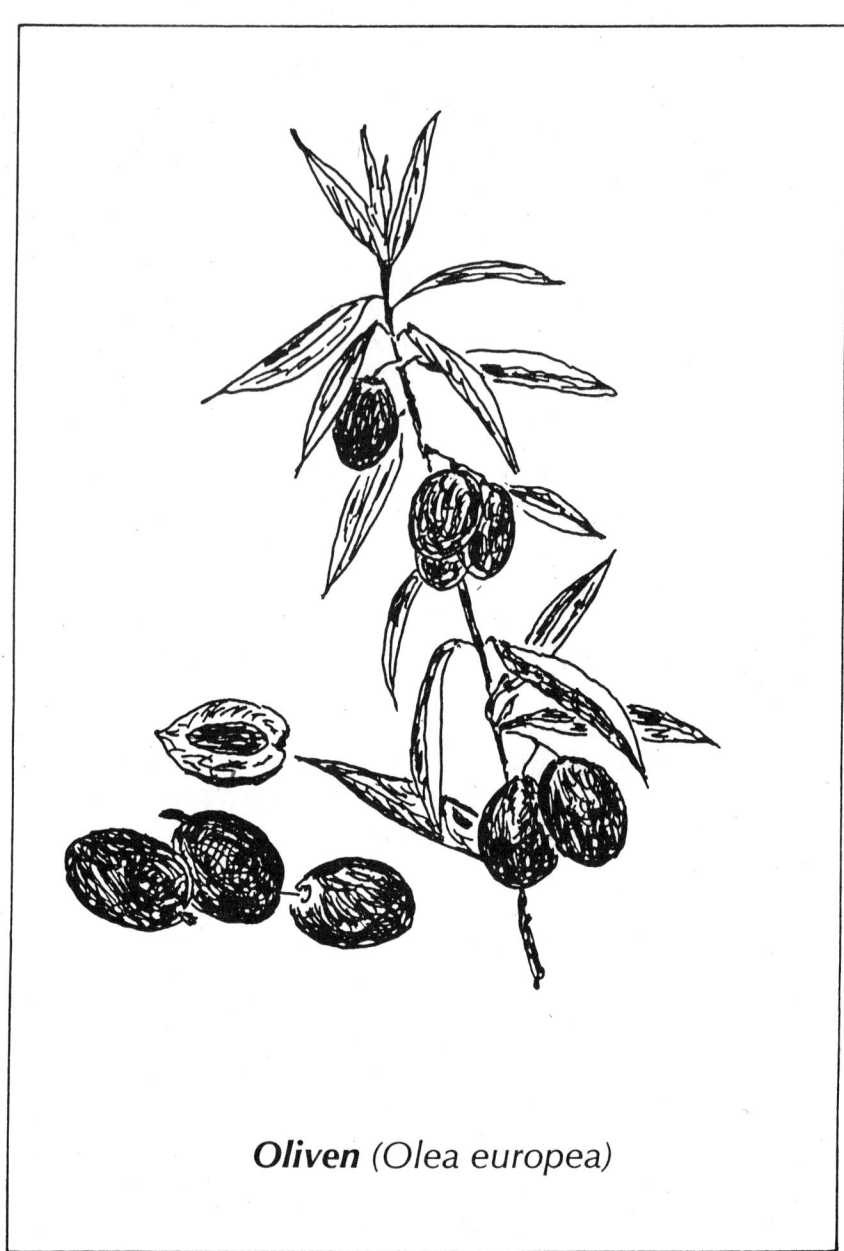

Oliven *(Olea europea)*

Olivenöl

Olivenöl wird aus den Früchten des Ölbaums gewonnen, der die Landschaft der Mittelmeerländer prägt. Der Ölbaum kann sehr alt werden, man kennt Bäume, die über 2000 Jahre alt sind. Der Ölbaum hat einen ausgesprochenen Zweijahreszyklus: Auf eine gute Blüte und Ernte folgt eine wesentlich mindere. Die normale Blütezeit dauert etwa 60 Tage. Die kleinen, gelblichweißen Einzelblüten werden zumeist durch den Wind, seltener durch Insekten bestäubt. Nach 4 bis 6 Monaten ist die Olive, die pflaumenähnliche Steinfrucht, reif.

Von dem Gesamtgehalt der Früchte an Öl, der über 40% betragen kann, entfallen zwei Drittel auf das Fruchtfleisch, der Rest auf den Samen. Olivenöl enthält einen hohen Prozentsatz einfach ungesättigter Fettsäuren - etwa 70 bis 75% und relativ wenig zweifach ungesättigte Fettsäuren. (Je höher der Anteil mehrfach ungesättigter Fettsäuren im Öl ist, desto weniger eignet es sich zum Erhitzen.)

Olivenöl gilt als ein sehr gesundes Öl, es ist leicht verdaulich und wird vielerorts als Medizin verwendet. Es ist besonders reich an biologischen Wertstoffen und enthält neben Vitaminen und Fermenten auch Lipoide, Lecithin, Protein, Chlorophyll, Jodsalze und aromatische Substanzen.

Olivenöl ist leicht verdaulich, wirkt der Magenübersäuerung entgegen und durch seinen hohen Anteil an einfach ungesättigten Fettsäuren und Vitamin E-Gehalt übt es einen günstigen Einfluß auf den Cholesterinstoffwechsel aus. Es senkt den für das Herz gefährlichen LDL-Cholesterinspiegel und steigert gleichzeitig den Anteil an HDL-Cholesterin - ein Schutzfaktor gegen den Herzinfarkt. So ist es nicht verwunderlich, daß dort, wo der Pro-Kopf-Verbrauch an Olivenöl am höchsten ist, nämlich auf Kreta, die Quote der Herz-Kreislauf-Krankheiten deutlich unter dem Durchschnitt liegt. Die Kreter haben die weltweit niedrigste Herzinfarkt-Rate. Vielleicht ist der hohe

Olivenöl-Konsum mit ein Grund für die relativ stabile Gesundheit der Mittelmeerbewohner.

Wenn der Körper über einen längeren Zeitraum ein Überangebot an tierischen Fetten oder cholesterinreicher Nahrung erhält, steigt der Plasmacholesterinspiegel. Das überschüssige Cholesterin und im Laufe der Zeit auch Kalziumverbindungen lagern sich an den Gefäßwänden ab. Es kommt zur gefürchteten Arteriosklerose, der Verengung der Blutgefäße bis hin zum Verschluß, z.B. der Koronargefäße, die Ursache für Herzinfarkt.

Nach jüngsten Studien von Prof. Anders G. Olsson vom King Gustav Research Institute and Departement of International Medicine in Stockholm, trägt Olivenöl mit seinem hohen Anteil an einfach und mehrfach ungesättigten Fettsäuren maßgeblich zu einem harmonischen Cholesterinspiegel bei, schützt vor Hyperlipidämien (hoher Fettgehalt im Blut), beugt arterio-sklerotischen Veränderungen der Blutgefäße vor und senkt das Infarktrisiko.

Der Naturarzt Pater Robert Häberle weiß um die wunderbaren Eigenschaften des Olivenöls speziell zu berichten:

„Ein weiteres Heilmittel ist das Olivenöl. Ich bin darauf gekommen durch das berühmte Gespräch zwischen Papst Leo, er wisse aus der römischen Geschichte von einem Kaiser, den die Ärzte wegen Leberleidens bereits aufgegeben hatten. Aber der Kaiser ließ sich nicht unterkriegen; er massierte die kranke Leber mit Olivenöl und rieb nachher noch Salz ein. So hätte er seine Gesundheit wiedergefunden.

Die Heilwirkung des Olivenöls ist bereits in der Heiligen Schrift genannt. Der barmherzige Samariter reinigte zuerst die Wunden des Mannes, der in die Hände der Räuber gefallen war, mit Wein. Dann goß er Öl in die Wunden, damit die Heilung rascher voranschreite. Das Olivenöl wärmt und heilt. Bei allen rheumatischen Leiden helfen Einreibungen mit Olivenöl. Bei Ischiasnervenentzündung und bei Sehnenscheidenentzündung soll man aber nicht massieren, sondern bloß einreiben. Nach der Einreibung trocknet man das Öl wieder ab. Es ist zum Teil bereits reichlich in die Haut eingedrungen.

Das Olivenöl hat eine besondere Wirkkraft auf erkrankte Knochen und heilt wirksam Entzündungen. Bei Rissen und Brüchen hift es sehr zu einer raschen Verheilung. Ich habe in vielen Fällen in verhältnismäßig kurzer Zeit mit Olivenöleinreibungen auch Knochenmarkentzündungen heilen können. Ich verwende das Olivenöl meist in Verbindung mit der Anwendung von einem Kohlblatt. Nachts wird das Kohlblatt aufgelegt, am Morgen folgen die Einreibungen mit Olivenöl. Das ist in allen jenen Fällen das Beste, wo tagsüber Kohlblattauflagen meist nicht in Frage kommen. Man merke: *Es soll das kaltgepreßte Olivenöl angewendet werden.* Offen läßt sich das aber nicht allzu lange halten, es wird ranzig und bekommt einen unangenehmen Geruch.

Das Olivenöl hat noch eine andere, ganz besondere Eigenschaft, auf die ich nicht zuletzt die Ärzte aufmerksam machen möchte. Man kann mit Olivenöl den ÖLTEST vornehmen. Reibt man nämlich Olivenöl ein und trocknet nachher mit einem rauhen Tuch ab, so zeigen die kranken Stellen sofort eine starke Rötung. Z.B. gibt das Olivenöl die Ausdehnung einer Lungenentzündung, einer Bronchitis oder auch eines einfachen Katarrhs an. Kranke Nieren scheinen auf durch rote Flecken und nicht selten zeigt sich die ganze Niere in ihrer Bohnenform. Bei Leiden der Wirbelsäule zeigt das Olivenöl augenblicklich die erkrankte Region an. Knochenrisse und Brüche werden als rote Striche genau gezeichnet sichtbar. Der Öltest kann sehr wichtige Hinweise geben."

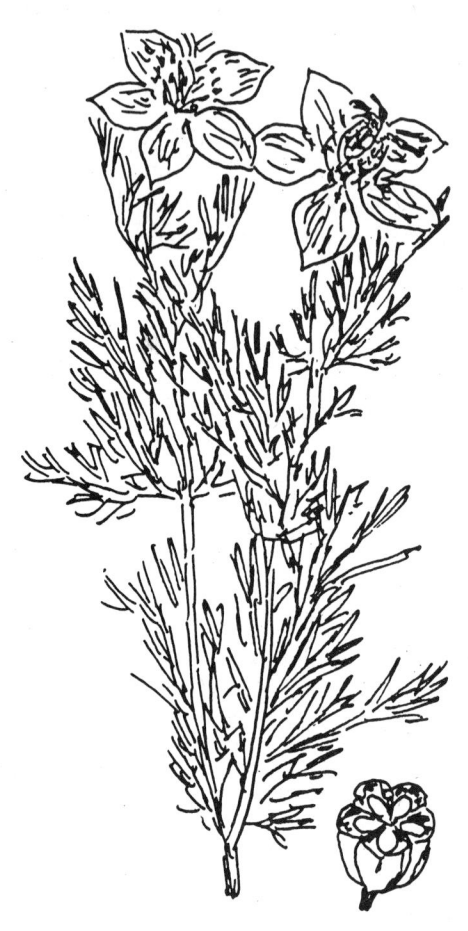

Schwarzkümmel *(Nigella sativa)*

Schwarzkümmelöl

Der Schwarzkümmel ist eine bis zu 50 Zentimeter hohe Gewürz-pflanze, deren Blätter mehrfach fiederteilig sind. Die hellblauen bis weißen Blüten, die von Juni bis September blühen, sind von nadel-artigen Hochblättern umgeben. In der Reifezeit bildet der Schwarz-kümmel blasenartige Fruchtkapseln mit dunklen Samenkörnern aus. Hieraus leitet sich auch der Name ab, obwohl die Pflanze nicht mit dem Kümmel verwandt ist, sie gehört zur Familie der Hahnenfuß-gewächse.

Die Heimat der Pflanze ist Südeuropa, das Mittelmeergebiet, Süd-rußland, Nordafrika, Kleinasien und Indien. Bei uns ist die Pflanze bekannt unter dem Namen „Jungfer im Grünen".

Die frisch geernteten Schwarzkümmel-Samen, die schwach würzig sind und beim Zerreiben nach Erdbeeren riechen, werden sofort nach ihrer Gewinnung nach einem Verfahren der Kaltpressung wei-ter verarbeitet. Sie enthalten ein fettes Öl (bis 40%) und ätherisches Öl (0,5-1%), Saponin (Melanthin), Bitterstoff (Nigellin), Gerbstoff, Nigellon, Thimochinonund Damascenin.

Der Schwarzkümmel selbst findet Verwendung als Diuretikum (Entwässerungsmittel) und Karminativum (Entblähungsmittel). Das Damascenin wirkt krampflösend und bewirkt eine kurzdauernde Blutdrucksenkung. Die Pflanze wird auch als milchsekretions-förderndes Mittel und Antiwurmmittel eingesetzt.

Schwarzkümmelöl war schon in der Antike bekannt. Im Grab des berühmten Pharaos Tutench-Amon fand man ein Fläschchen Schwarzkümmelöl. Ein Zeichen dafür, wie schon zu damaliger Zeit das Öl in hohem Ansehen stand. Entsprechend der Überlieferung soll es bei allgemeiner Schwäche, bei Entzündungen, bei Haut-problemen, bei Frauenbeschwerden, Erkältungen und Kopfschmer-zen geholfen haben. Die besondere Wirkung des Schwarzkümmelöls auf die Haut kannte auch schon die ägyptische Königin Nofretete. Es soll eines ihrer Geheimnisse für Schönheit und Vitalität gewesen sein.

Im Altertum wurde Schwarzkümmelsamen auch dem Brotteig zugegeben (Dioskurides, Plinius d. Ä.) und noch heute dienen die Samen in manchen Ländern als Gewürz für Backwaren. In Indien wird das fette Öl der Samen als Speiseöl verwendet. Es wird ihm dort eine stimulierende, stimmungsaufhellende und stärkende Wirkung zugeschrieben. Die Sekretion der Muttermilch werde angeregt und es helfe bei Verdauungsstörungen, Blähungen, Durchfällen und Störungen des Galleflusses.

Erst in letzter Zeit wurde das ganze Wirkungsspektrum des Schwarzkümmelöls erforscht und bekannt. Insbesondere der Münchner Immunologe Dr. Peter Schleicher hat in seinem Institut für neue Therapieverfahren chronischer Krankheiten und Immunologie über 600 Patienen getestet und nennt als Ergebnis: Eine Ausheilung allergischer Krankheiten bei rund 70% der Testpersonen. Darunter sind Pollen- und Stauballergiker und Neurodermitisfälle, Asthmapatienten und Infektanfällige. Deshalb setzt er Schwarzkümmelöl auch gegen Erkältungskrankheiten ein.

Er sagt: „Mit dem Öl aus dem Schwarzkümmelsamen gelangen wertvolle mehrfach gesättigte Fettsäuren in den Organismus. Durch sie wird die Synthese wichtiger immunregulatorischer Substanzen ermöglicht, die allergische Reaktionen neutralisieren."

Einer Studie eines „Cancer Immuno-Biology Laboratory" zufolge soll Schwarzkümmelöl eine stark immunregulatorische Wirkung haben und imstande sein, ein aus den Fugen geratenes Abwehrsystem wieder zu normalisieren und zu optimieren.

Sesamöl

Insbesondere in Südasien und im Orient ist Sesam seit dem Altertum eine sehr geschätzte Ölpflanze. Sesam (Sesamum indicum) ist eine einjährige, krautartige Pflanze aus der Familie der Pedaliengewächse, die normalerweise etwa 1 ½ bis 2 Meter hoch wird. Die unregelmäßig gezähnten Blätter sind nur kurz gestielt, handflächengroß, leicht behaart und gegenständig angeordnet. In den oberen Blattwirbeln bilden sich einzeln die glockigen, fingerhutförmigen, behaarten Blüten. Die Blüten gehen am frühen Morgen auf und welken um die Mittagszeit. Die Samen benötigen etwa 30 Tage bis zur Reife.

Ungünstig ist, daß nicht alle Blüten gleichzeitig, sondern nach und nach in Gruppen erscheinen. Infolgedessen reifen die Samen nicht gleichmäßig aus. Das ist der Grund, daß die Sesamernte auch heutzutage noch reine Handarbeit geblieben ist. Die Pflanzen müssen aufrecht für 10 bis 20 Tage zum Nachtrocknen auf dem Feld zusammengestellt werden. Erst wenn sich alle Kapseln geöffnet haben, werden die Samen über ein Tuch ausgeschüttet. Die Samen sind außerordentlich leicht, etwa 1000 Samen wiegen kaum mehr als 3 Gramm. Der Ertrag kann trotzdem bis zu 2500 kg pro Hektar betragen.

Das durch Pressen gewonnene aromatische Öl mit leichtem Nußgeschmack, wird zu Speisezwecken verwendet. Der Anteil an mehrfach ungesättigten und einfach ungesättigten Fettsäuren ist etwa gleich und erreicht 45% bzw. 42%. Neben den Spurenelementen Mangan, Nickel und Eisen enthält das Öl die natürlichen Antioxidantien Sesamol und Sesamolin und ist deshalb besonders haltbar. Wegen seines Gehaltes an mehrfach ungesättigten Fettsäuren sollte Sesam nicht hoch erhitzt werden.
Der hohe Lezithingehalt soll sich günstig auf das Denkvermögen auswirken. Sesamöl kann medizinisch ebenso wie die anderen Öle mit mehrfach ungesättigten Fettsäuren angewendet werden.

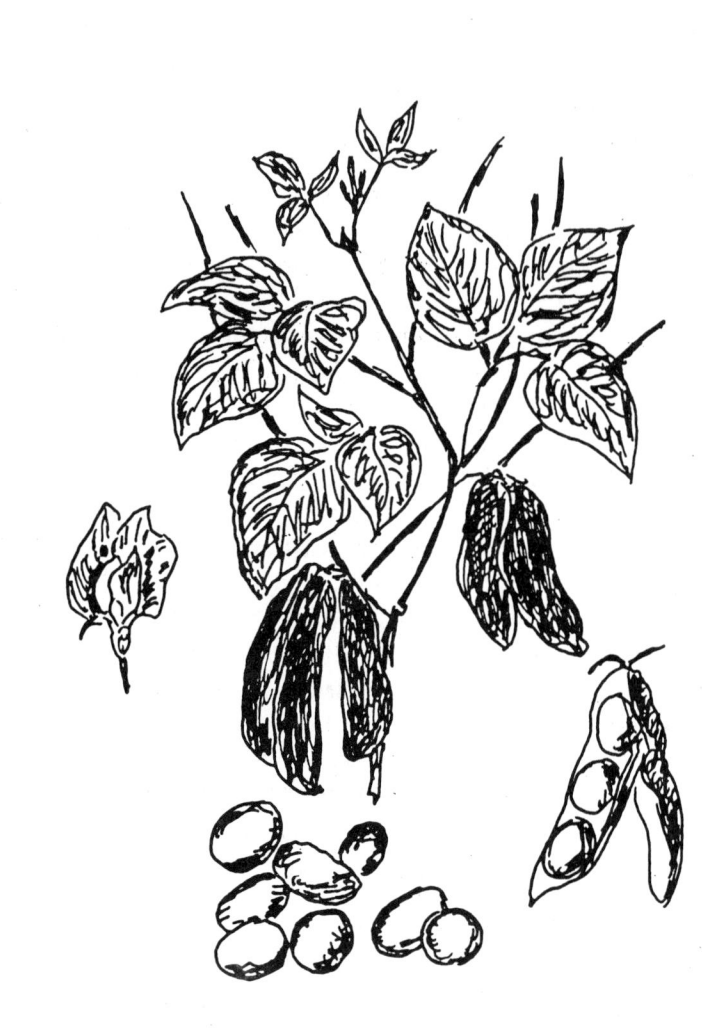

Soja *(Glycine max.)*

Sojaöl

Die Sojabohne wird etwa seit dem 3. Jahrhundert v. Chr. in China kultiviert. Sie galt dort als der „Schatz des Feldes" und wurde als eine der fünf heiligen Pflanzen verehrt. Nachdem die Bohne um 1800 nach Amerika kam, hat Amerika sich zum Welthauptanbaugebiet entwickelt, so daß heute jede zweite Sojabohne aus den USA kommt.

Außer genügend Sonne und etwas Feuchtigkeit braucht die Sojapflanze nicht viel, um prächtig heranzuwachsen und in nur 100 Tagen reife Schoten hervorzubringen. Das schafft keine andere Pflanze. Botanisch gesehen gehört die Sojapflanze, wie unsere heimische Erbse, zu den Schmetterlingsblütlern. Die Samen in den Schoten sind wahre Energiespender: 18% Fett, 36% Eiweiß, 26% Kohlenhydrate, 5% Mineralstoffe, 5% Ballaststoffe und 10% Wasser.

Sojaöl ist reich an mehrfach ungesättigten Fettsäuren, darunter auch Linolensäure. Eine Besonderheit des Sojaöls ist der hohe Lezithingehalt von 1,5 bis 3,5%. Außerdem gibt es einen hohen Gehalt an Vitamin E. Es ist mild im Geschmack und kann für Rohkost, Salat und auch zum Kochen verwendet werden. Angebrochene Flaschen sollen innerhalb von 2 bis 3 Monaten verbraucht werden, da Sojaöl, wie die anderen Öle mit ungesättigten Fettsäuren, nach einiger Zeit ranzig wird. Es sollte möglichst dunkel und kühl gelagert werden.

Nach einer epidemiologischen Untersuchung aus Singapur erhöht der Verzehr von viel Fleisch das Brustkrebsrisiko, während ein hoher Anteil von vielfach ungesättigten Fettsäuren, Beta-Karotin und Soja-Proteinen in der Nahrung vor Brustkrebs schützen. Man weiß, daß Soja-Proteine eine Menge Phyto-Östrogene enthalten. Sie könnten nach Umwandlung durch Darmbakterien zu einer Suppression der endogenen Östrogenaktivität führen und so die hormonabhängige Krebsentwicklung behindern.

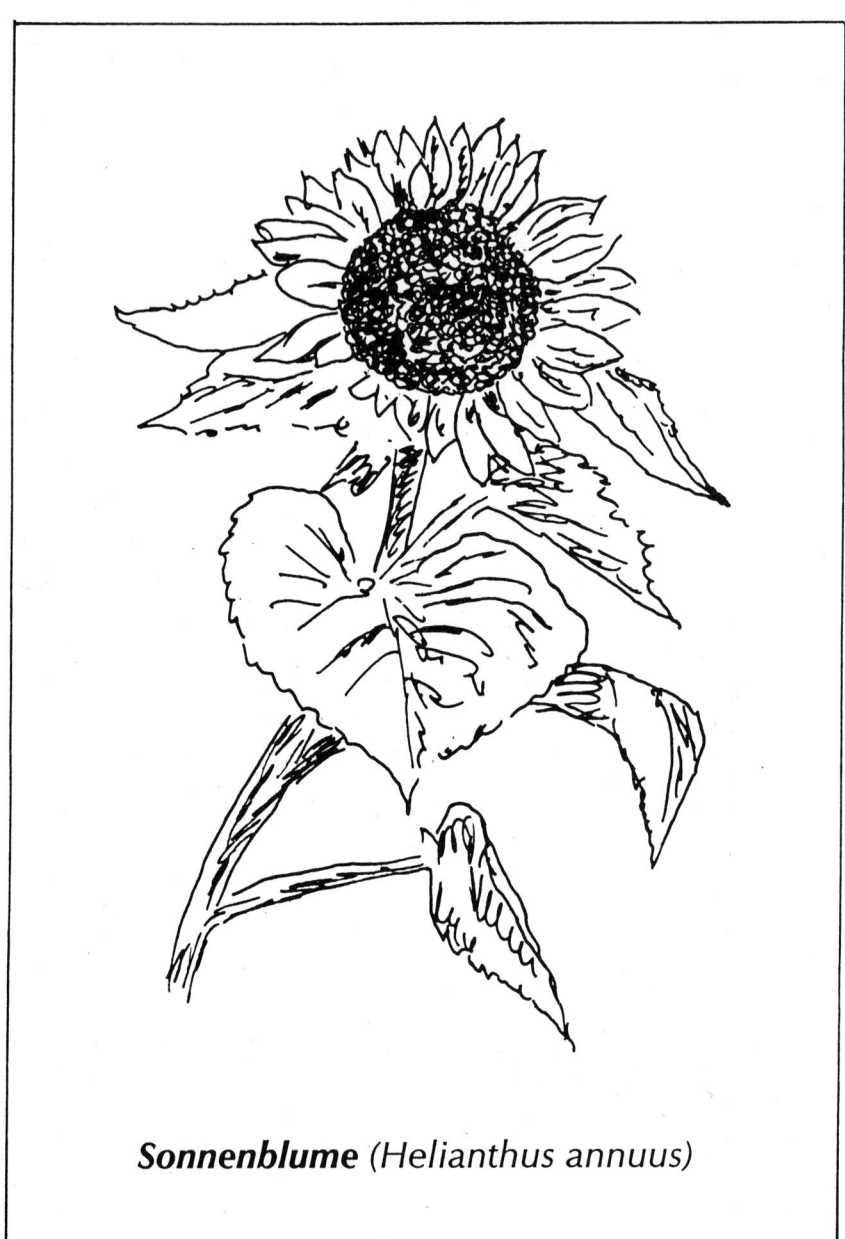

Sonnenblume *(Helianthus annuus)*

Sonnenblumenöl

Die Sonnenblume zu beschreiben erübrigt sich, denn jeder kennt sie. Die Sonnenblumen wenden sich stets der Sonne zu und folgen durch Drehung deren Lauf. Die Sonnenblume ist ein Musterbeispiel für Phototropismus. Darunter versteht man Krümmungsreaktionen, die auf Wachstum beruhen und durch Licht verursacht werden. Wenn die Sonnenblume verblüht ist, enthält ihr Blütenkorb oft bis zu 2000 Samenkerne. Sie sind je nach Art schwarz, dunkelbraun, graubraun, beige und auch gestreift. 55 verschiedene Arten der Sonnenblume hat man bisher gezählt.

Ursprünglich kommt die Sonnenblume aus Nordamerika und wurde dort schon vor 3 bis 4 Jahrtausenden zur Ölgewinnung genutzt. Die Indianer Mexikos nannten die Sonnenblume eine „gesegnete" Pflanze.

Besonders günstige klimatische Voraussetzungen fanden die Sonnenblumen in Rußland. Ein russischer Bauer namens Bokarew soll als erster in Europa den verhältnismäßig hohen Fettgehalt der reifen Sonnenblumenkerne und deren Bedeutung erkannt haben. Wenige Zeit später war sein Heimatdorf Alexowka bereits von weiten Sonnenblumenfeldern umgeben

Die Sonnenblume wurde danach in riesigen Flächen angebaut. Sonnenblumenöl wird dort als „Fastenöl" bezeichnet, weil der russische Bauer nach den strengen Vorschriften der griechisch-orthodoxen Kirche fast drei Viertel des Jahres fasten mußte und das Sonnenblumenöl als Ersatz für das tierische Fett - das ja während der Fastenzeit verboten war, verwendete. Damit trug er, allerdings ohne es zu wissen, wesentlich zu seiner eigenen Gesundheit bei, denn eben jene pflanzlichen Öle sind für eine gesunde Ernährung ein wesentlicher Faktor. Tierische Fette sind Depotfette und der Körper kann sie oft nicht verwerten und „deponiert" sie da, wo es nicht gerne gesehen wird.

Sonnenblumenöl steht innerhalb der natürlichen Pflanzenöle heute an erster Stelle. Die ausgewählten, erntefrischen Sonnenblumenkerne - selbstverständlich kalt gepreßt - garantieren den überdurchschnittlich hohen Anteil an mehrfach ungesättigten Fettsäuren (etwa 65-70%). Hinzu kommen noch die für den Zellstoffwechsel so wichtigen Lezithine sowie die Tocopherole (Vitamin E), Vitamin A, Eiweiße, Globulin, Palmitin, Stearin, Arachnin, Lignocerin und Arginin.

Durch den arttypischen nußartigen Geschmack eignet sich Sonnenblumenöl zu allen Salaten und Rohkostplatten.

Weithin bekannt wurde in den letzten Jahren die von dem russischen Arzt Dr. F. Karach anläßlich einer Tagung des Allukrainischen Verbandes der Onkologen und Bakteriologen vorgestellte Sonnenblumenöl-Therapie.

Vom Sonnenblumenöl, maximal ein Eßlöffel, minimal ein Teelöffel, wird in die Mundhöhle eingeführt. Das Öl wird dann ohne Hast und ohne besondere Mühe bei geschlossenem Mund auf die Dauer von 15 bis 20 Minuten im Mund gesaugt, gespült, und immer wieder durch die Zähne gesogen (Zahnersatz sollte vorher entfernt werden). Auf keinen Fall darf das Öl geschluckt werden. Es ist zuerst dickflüssig, aber dann wird es dünnflüssig, wonach es ausgespuckt werden sollte. Die ausgespuckte Flüssigkeit sollte dann so weiß wie Milch sein, ist sie noch gelb, dann ist dies ein Zeichen, daß das Mundspülen von zu kurzer Dauer war.

Nach dem Ausspucken sollte die Mundhöhle gründlich gereinigt und mehrere Male mit Wasser gespült und die Zähne mit der Zahnbürste gereinigt werden. In der ausgespuckten Flüssigkeit befinden sich große Mengen von Bakterien, verschiedene Krankheitserreger und andere schädliche Substanzen, deshalb sollte auch das Waschbecken gründlich gereinigt werden (am besten in das WC spucken). Die Ölspülung wird am besten morgens noch vor dem Frühstück vorgenommen und kann abends wiederholt werden. Immer jedoch vor dem Essen und mit leerem Magen.

Sollte am Anfang eine Verschlechterung des Gesundheitsgefühls auftreten, was bei Patienten, die an mehreren Krankheiten leiden, vorkommen kann, so ergibt dies doch keinen ernsten Grund, den Heilungsprozeß zu unterbrechen, denn der Organismus wird sich bald erholen. Oft geschieht dies schon innerhalb weniger Tage.

Um dem positiven Wirkmechanismus der Öltherapie, den mittlerweile sehr viele Patienten bestätigt haben, auf die Spur zu kommen, hat sich der Forscher Gerd Ebeling bemüht. Seine Forschung zeigt, „daß jede Form von Materie aus Schwingung bestehe und die verschiedenen Ölsorten unterschiedliche Frequenzen erzeugen würden. Beim Ölschlürfen entstünden auch Schwingungen, die über die Zähne den ihnen jeweils zugeordneten Organen und Geweben mitgeteilt würden. Es komme dadurch zu einer intensiven Entgiftung dieser Körperbereiche. Es könnten Ablagerungen gelöst und den Organen und Drüsen zugeführt werden, um sie auszuscheiden. Diese Wirkung halte nicht nur über den Zeitraum des Ölschlürfens an, sondern die Impulse könnten sich etwa 5 Stunden fortsetzen."

Natürlich kann eine Entgiftung im Körper nur von dauerhafter Wirkung sein, wenn sich auch die Lebensweise ändert. Wenn nach Hippokrates die Krankheit durch eine falsche Lebensweise, wie z.B. bei der Ernährung die Verwendung von vielen tierischen Fetten und ein Übermaß an gesättigten Fettsäuren, Streßsituationen, Alkohol, Genußgifte usw. verursacht werden, dann kann auch nur durch eine Umstellung der Lebensweise das körperliche Gleichgewicht wieder hergestellt werden. Dabei können natürlich die Öltherapie und auch andere Therapien von großem Nutzen und eine Hilfe sein.

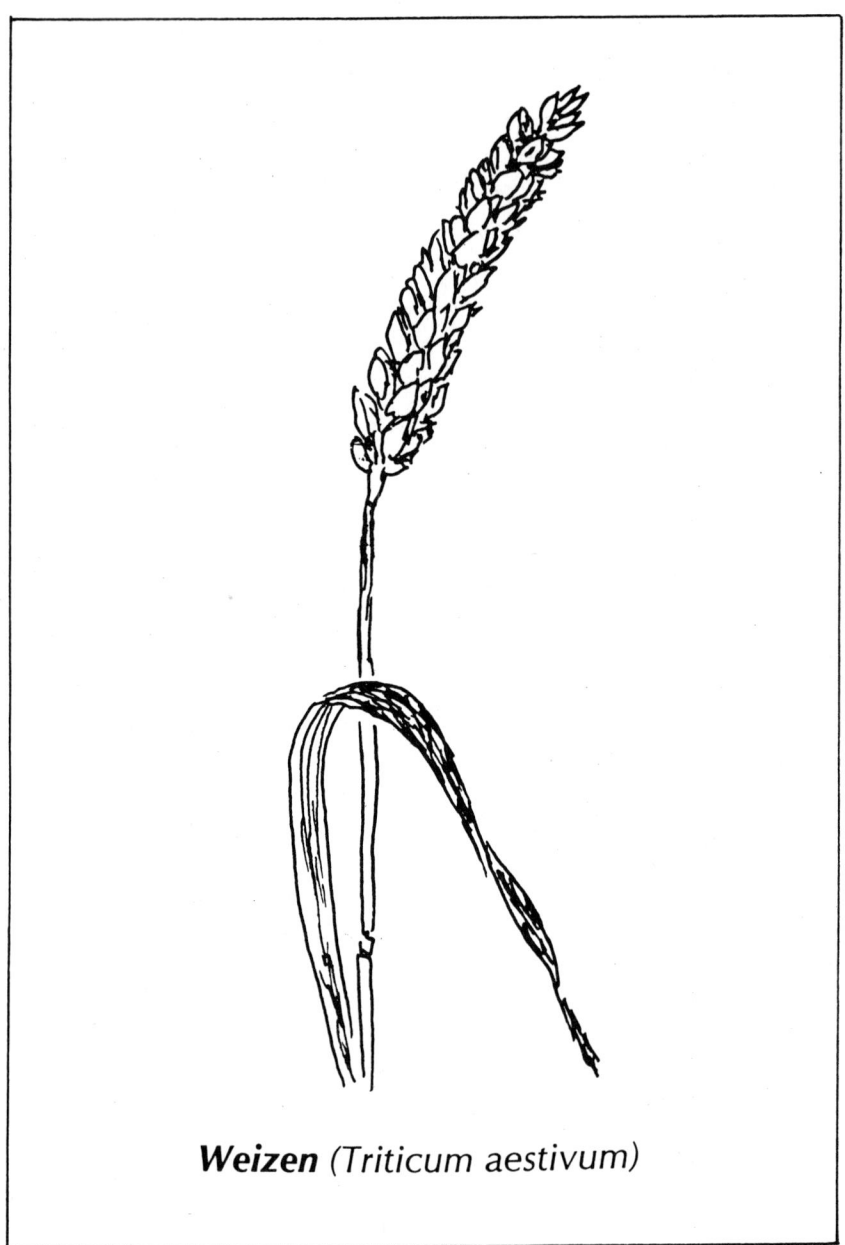

Weizen *(Triticum aestivum)*

Weizenkeimöl

Neben den Weizenkeimen - Keime sind die Wiege der Lebens-
organisation der werdenden Pflanze - hat das Weizenkeimöl eine
lebenswichtige, nicht zu übersehende Bedeutung. Es hat wie Soja-
und Sonnenblumenöl, einen sehr hohen Anteil an mehrfach ungesättigten Fettsäuren (62%).

Aufgrund seines hohen Gehaltes an Vitamin E wird es auch als Diätöl
betrachtet. In 100 Gramm Weizenkeimöl sind etwa 150 Milligramm
Alpha-Tocopherol (Vitamin E) enthalten. Das Vitamin E ist eines der
interessantesten Vitamine. Bereits 1922 wurde es von den kaliforni-
schen Wissenschaftlern Evans und Bishop entdeckt. 1936 konnte
das Vitamin E aus Weizenkeimen als hellgelbes, viskoses Öl isoliert
werden und erhielt seine Begriffsbestimmung „Tocopherol", was
soviel wie „Geburtsträger" bedeutet. (Tocos = Nachkomme;
pherein = tragen). Vitamin E ist auch mitverantwortlich für eine normale Funktion der Keimdrüsen und einen normalen Schwanger-
schaftsverlauf.

Später stellte sich heraus, daß sich in dem Öl noch weitere
Tocopherole befinden. Bis jetzt wurden 8 entdeckt, aber nur 3 sind
für die Ernährung von Bedeutung. Sie werden in alpha-Tocopherol,
beta-Tocopherol und gamma-Tocopherol eingeteilt, aber das d-al-
pha-Tocopherol ist das wichtigste. Tocopherole sind Verbindungen
aus einem Chromanring mit einer Seitenkette aus drei Isopren-Mo-
lekülen.

Als fettlösliche Vitamine werden die Tocopherole zusammen mit
den Nahrungsfetten aufgenommen. Vom Darm aus führt der Transport über die Lymphe zur Leber, die - wie die Nebenniere - die
höchste Vitamin-E-Konzentration aufweist.

Vitamin E wird in die Zell- und Basalmembranen - sowie außerhalb
von Körperzellen - in die LDL-Cholesterin-Partikel des Blutes einge-

lagert. (Je weniger dieses LDL-Cholesterin oxidieren kann, also mit Sauerstoffverbindungen in Berührung kommt, umso geringer ist die Bildung von schädlichen Gefäßablagerungen.) In den Membranen kommt ein Vitamin-E-Molekül auf 1000-2000 Phospholipidmoleküle. *Für den oxidativen Schutz dieser wichtigen Membranbausteine wird ständig Vitamin E verbraucht. Deshalb ist Weizenkeimöl als hoher Vitamin E-Träger eine ganz wertvolle Unterstützung der Zellatmung und Zellaktivität.*

Seinen Siegeszug trat das Vitamin E vor gut 20 Jahren in Los Angeles an, einer Stadt mit den extremsten Smog-Konzentrationen der Welt. Anerkannte US-Wissenschaftler stellten fest, daß das Vitamin E die allgemeinen körperlichen Abwehrkräfte gegen den Smog in der Atemluft steigert. Schlagartig war das neue „Wundermittel" in aller Munde.

Vitamin E verbessert die Durchblutung und Sauerstoffversorgung der Organe, Muskeln und Gewebe, führt zu mehr Leistungskraft und Vitalität. Herz und Kreislauf erhalten Schutz vor Überlastungsschäden. Vitamin E bremst aber auch vorzeitige Alterungsprozesse. Und unsere Haut profitiert ebenfalls vom Vitamin E: es hält das Bindegewebe gesund, die Haut glatt und elastisch und fördert die Zellerneuerung.

Weizenkeimöl ist auch sehr geeignet als Basisträger für ätherische Öle, auf die in folgenden Kapiteln noch ausführlich eingegangen wird.

Haselnußöl

Die Haselnuß (Corylus avellana) ist die einzige Nuß, deren Ursprung Europa ist. Sie wurde bereits in der Stein- und Bronzezeit von Menschen als Nahrungsmittel genutzt. Später wurde sie auch bei den Griechen und Römern hoch geschätzt. Die Reifezeit der Nüsse liegt zwischen April und September. Viele Haselnüsse kommen aus der Türkei (80%) und aus Sizilien und Zypern. Vor dem Pressen werden die Haselnüsse geröstet. Die Haselnüsse enthalten 60% fettes Öl, etwa 18% Eiweiß, viele Enzyme, Spurenelemente, vor allem Mangan, Schwefel und einen hohen Gehalt an Vitamin E.

Das instensive Haselnußaroma des Öls harmoniert mit allen Salaten und Vollwertgerichten. Es ist aber auch ein hautnährendes Öl, das in zahlreichen Hautpflegepräparaten (Coldcremes, Massageölen, Lippenstiften) enthalten ist.

Mandelöl

Mandelöl zählt zu den vorzüglichsten Pflanzenölen und wird in der Süßwarenindustrie, in der Pharmazie und in der Kosmetik verwandt. Es wird aus den reifen Samen der Süßmandelfrüchte durch Kaltpressung gewonnen und ist geruchlos, klar gelblich.
Es enthält 80% Ölsäure, 15% Linolsäure, 5% Palmitinsäure sowie geringe Mengen Miristinsäure. Außerdem Kalium, Phosphor, Kalzium, Magnesium, Schwefel, Natrium, Eisen sowie Vitamin A, B und E.
Pfarrer Kneipp empfahl das süße Mandelöl (tägl. 3 bis 4 Kaffeelöffel) bei Verschleimung, bei Lungenentzündung, Bauchgrimmen, auch als Abführmittel bei Kindern. Ganz ausgezeichnet wirkt es als Hautöl bei trockener und empfindlicher Haut, für die Babypflege und für Gesichts-Ölpackungen. Es nährt und pflegt die Haut zugleich. Mandelöl ist fast ein Jahr lang haltbar. Es läßt sich gut mit ätherischen Ölen mischen.

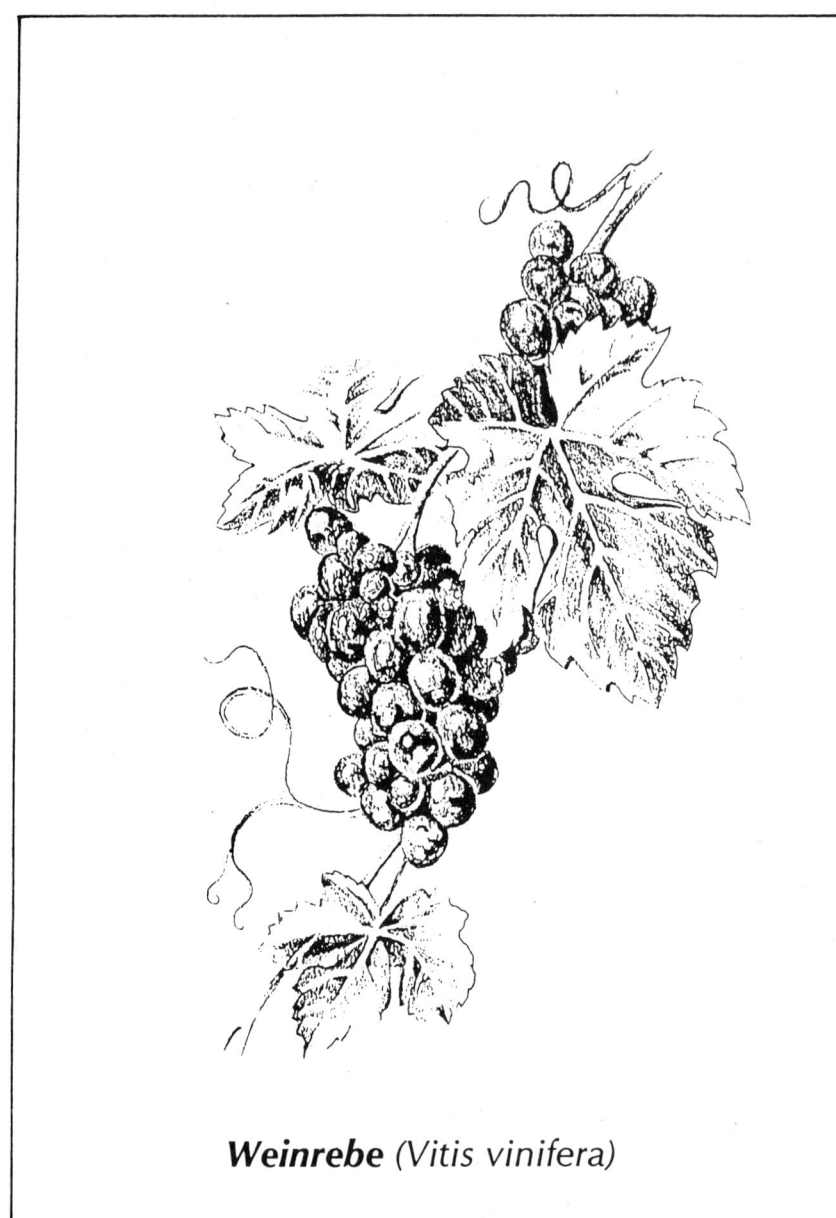

Weinrebe *(Vitis vinifera)*

Traubenkernöl

Das Traubenkernöl wird aus den Kernen sonnengereifter Weintrauben gewonnen. Es zeichnet sich durch einen hohen Gehalt an Linolensäure aus. Es gehört auch zu den besonders tocopherolreichen Ölen. Das Traubenkernöl ist noch relativ kurz auf dem Markt. Es birgt sicher noch viele Heilmöglichkeiten in sich, denn die Kerne der Weintrauben enthalten neben Vitaminen und Spurenelementen ganz besondere Stoffe, nämlich Procyanidine. Diese gehören zu den Flavonoiden, die mit den Anthocyanen (Aromastoffen) verwandt sind. Sie kommen in höheren Pflanzen als farblose oder gelb gefärbte chemische Verbindungen (Farbstoffe) vor. Flavonoide sind pflanzliche Vitaminbegleitstoffe, die Vitamine in ihrer Wirkung deutlich verstärken können.

An sich befinden sich Procyanidine vor allem in den Schalen, in den Rinden, in den Kernen und in den holzigen Teilen der Pflanze, die wir normalerweise beim Zubereiten entfernen. In den Trauben befindet sich reichlich Procyanidin in den Kernen und nicht im Fruchtfleisch. Wenn wir auch die Kerne schlucken, wird der Wirkstoff Procyanidin nicht leicht im Darm resorbiert. Nur beim Rotwein ist dies der Fall, da die Kerne am Gärungsprozeß mitbeteiligt sind und Procyanidin in den Kreislauf gelangt.

Procyanidin ist neben Vitamin C, E und Beta-Karotin der beste heute bekannte Radikalenfänger, also ein Antioxidans. Durch Stoffwechselvorgänge, aber auch durch Umwelt- und Genußgifte, Medikamente, Lebensmittelbegleitstoffe u.v.m. entstehen Freie Radikale, das sind gefährliche, sauerstoffhaltige, molekulare Bruchstücke, die im Körper die Zellen angreifen können.

Da ist es nötig, gegen diesen Angriff eine wirksame Verteidigung einzusetzen. Durch die sogenannten Antioxidantien wie Vitamin E werden sie gefangen, d.h. im Körper chemisch gebunden. Procyanidin soll 20mal stärker als Vitamin C und 50mal stärker als Vitamin E sein.

Außerdem ist Procyanidin verwandt mit dem Kollagen des Bindegewebes, es heftet sich an die Gefäßwand, macht sie geschmeidig und elastisch und gibt dem Gewebe von mikroskopisch kleinen Kollagenfasern einen starken Zusammenhalt. Das Ergebnis ist, daß die Gefäßwände sowohl elastischer als auch stabiler und deshalb nicht mehr so leicht brüchig werden.

Prof. Jack Masquelier, der ein Leben lang an der Universität von Bordeaux Pflanzenextrakte erforscht hat, stellte fest, daß Traubenkernextrakt noch stärker sei als die Extrakte, die aus dem Ginkgo-Baum gewonnen werden. Diese verbessern vor allem die Fließeigenschaften und die Strömungsgeschwindigkeit des Blutes, stabilisieren die Gefäße und fördern die Sauerstoffaufnahme der Zellen.

Traubenkernextrakt besteht zu 85% aus Procyanidin. Flavonoide können innerhalb von 20 Minuten vom Organismus aufgenommen werden und können sogar die Hirnblutschranke passieren. Als Gehirnzellenschutz tragen Flavonoide zur Erhaltung der Gedächtnisfunktion bei und verhindern vorzeitiges Altern. Theoretisch sind rund 2 Millionen verschiedene biochemische Zusammensetzungen von Flavonoiden denkbar.

Noch sind die Forschungen nicht abgeschlossen und vieles ist noch Neuland. Es ist möglich, daß beim Traubenkernöl die positiven Wirkungen der Eicosanoide (Prostaglandine) und die der Bioflavonoide zusammenkommen. Es ist sicher, daß es ein wertvolles Pflanzenöl mit noch vielen unbekannten Eigenschaften und Heilwirkungen ist.

Traubenkernöl erfreut sich auch in der Kosmetik großer Beliebtheit. Es ist sehr leicht und farblos und dringt gut in die Haut ein zur Reinigung und Anregung.

Weitere Pflanzenöle

Es gibt noch eine ganze Reihe weiterer, wertvoller Pflanzenöle mit gesättigten, einfach ungesättigten und mehrfach ungesättigten Fettsäuren (in folgenden Reihenfolge sind die Zahlenangaben in % hinter dem Pflanzenöl). Darunter sind Baumwollsaatöl (25/25/50), Erdnußöl (19/50/31), Palmöl (aus dem Fruchtfleisch der Ölpalme, 46/44/10), Rapsöl (8/60/22), Hagebuttensamenöl (Rosa musceta, hoher Gehalt an Gamma-Linolensäure), Mohnöl (68% Linolsäure), Walnußöl (60% Linolsäure), Aprikosenkernöl, Avokadoöl, Bucheckernöl, Makademianußöl und Rübsamenöl sowie das Kernöl der Schwarzen Johannisbeere, das eine ähnliche Wirkung haben dürfte, wie das Traubenkernöl. Zwei besondere Pflanzenöle, die noch erwähnt werden sollen, sind das Rizinusöl und das Jojobaöl.

Rizinusöl

Die Rizinuspflanze gehört wie der Weihnachtsstern, der Kautschukbaum und der Christusdorn zur Familie der Wolfsmilchgewächse, der Euphorbiaceae. Sie ist eine alte wichtige Ölpflanze, die schon den Ägyptern bekannt war. Auch in der Bibel wird berichtet, daß in Ninive der Prophet Jonas unter einem Rizinusbaum Schatten suchte. In kühlen Gebieten ist die Rizinuspflanze nur eine einjährige Staude, in heißen, tropischen Gegenden kann sie zu einem Baum werden, der über 10 Meter Höhe erreicht. Die großen, gestielten, viellappigen Blätter können bis zu einem Meter breit werden und ähneln in der Form dem Kastanienblatt. Die einhäusigen Blüten entwickeln haselnußgroße, schön marmorierte Samen, ähnlich den Kaffeebohnen.

Das aus den Samen gewonnene, schwer trocknende, fette Öl enthält in Form von Glyceriden, die Fettsäuren Ricinolsäure, Ölsäure, Linolsäure, Palmitinsäure und Stearinsäure, darunter das äußerst giftige Ricin und das schwach giftige Pyridin-Alkaloid Ricinin. (Ricin ist ein giftiger Eiweißkörper mit Hämaglutinationseffekt, der um ein vielfaches stärker ist als Blausäure). Ricinolsäure wird im Dünndarm durch die Tätigkeit der Lipasen freigesetzt und ist ein wirksames Abführmittel. Dafür wird Rizinusöl auch in der Medizin verwendet. Außerdem auch in der Kosmetik für Seife, Haarbrillantine, Haarwässer usw. und in der Technik als Schmiermittel für besonders hochtourige Motoren.

Anita Backhaus berichtet in ihrem Buch „Heilen ohne Pillen und Spritzen": „Es wird meine Leser vielleicht erstaunt haben, daß ich bei manchen Krankheiten warmes Rizinusöl auch äußerlich anwenden lasse. Ein mit möglichst heißem Rizinusöl getränktes Tuch und einer Wärmeflasche zur Erhaltung der Wärme darauf, wird auf den Leib gelegt und regt das ganze Verdauungssystem an, wirkt stark auf die tiefliegenden Gefäße der Lymphdrüsen, die ihren Sitz hauptsächlich im Dünndarm haben und bedeutenden Einfluß auf die gesamte Lebenskraft ausüben. Die Gallenblase wird gereinigt und Leber, Nieren, Haut und Lungen entgiftet.

Eine 85 Jahre alte Patientin, die mit Darmverschluß in der Klinik als inoperabel abgewiesen wurde, lag drei Tage mit fortgesetzten heißen Rizinusaufschlägen zu Bett, hatte dann spontan eine rettende Entleerung des Dickdarmes, konnte wieder aufstehen und erholte sich wider allen Erwartens von ihrer fast tödlichen Erkrankung.

Wenn die Lymphdrüsen nicht mehr genügend arbeiten, wird die Funktion der Nebennieren geschwächt, die wiederum lebenswichtige Bedeutung für die Herztätigkeit haben und darum über Leben und Tod entscheiden können. Auch versteifte Arthritisgelenke werden gelockert und durch Erhöhung der Funktion gestauter Lymphdrüsen, Spasmen und Stockungen im Unterleib behoben. Colitis und Geschwürbildung reagieren ebenfalls sehr gut auf die heißen Ölauflagen und sind, kombiniert mit einer notwendigen Diät, in wenigen Wochen geheilt.

Auch Dr. Norman Shealy vom Shealy Institute for Comprehensive Pain and Health Care in Springfield, Missouri rät: „Machen Sie Bauchumschläge mit Rizinusöl, denn Rizinusöl stärkt das Immunsystem. Für die maximale Stimulierung des Immunsystems sollten zwei Lagen eines Baumwolltuches mit einer Tasse Rizinusöl getränkt auf den Bauch gelegt und mit einer Plastikfolie bedeckt werden. Darauf sollte eine warme Bettflasche, so warm, wie man es ertragen kann, etwa eine Stunde gelegt werden. Dies sollte z. B. bei einer Herpeserkrankung vier Wochen einmal täglich angwendet werden.

Auch Frau Dr. Christiane Northrup, Professorin für Gynäkologie (USA) sagt: „ Kaltgepreßtes Rizinusöl enthält eine Substanz, die die Lymphozytenfunktion fördert." Dadurch kann jede Infektion, auch Brustentzündungen, mit Rizinusölkompressen, wie von Dr. Shealy vorgeschlagen, besser abheilen.

Jojobaöl

Schon die Indianer kannten das Jojobaöl, das sie aus den Nüssen des Jojobastrauches gewannen. Sie benutzten es als Medizin, um Wunden zu desinfizieren, auch um Haut und Haare zu pflegen und als Sonnenschutz für die Haut.

Forscher in den USA stellten fest, daß sich das Jojobaöl von den anderen Pflanzenölen unterscheidet, da die Nüsse kein fettes Öl speichern, sondern ein flüssiges Wachs. Durch den hohen Gehalt an Vitamin E Tocopherolen besitzt Jojobaöl eine hohe Resistenz gegen Oxidation und wird selbst bei einer Lagerung von bis zu 20 Jahren nicht ranzig; es kann ganz auf Konservierungsstoffe verzichtet werden.

So wird dieses Edelöl aufgrund seiner natürlichen Zusammensetzung zum hautfreundlichsten und hautverträglichsten Naturkosmetikum. Es ist auch ein idealer Träger für ätherische Öle.

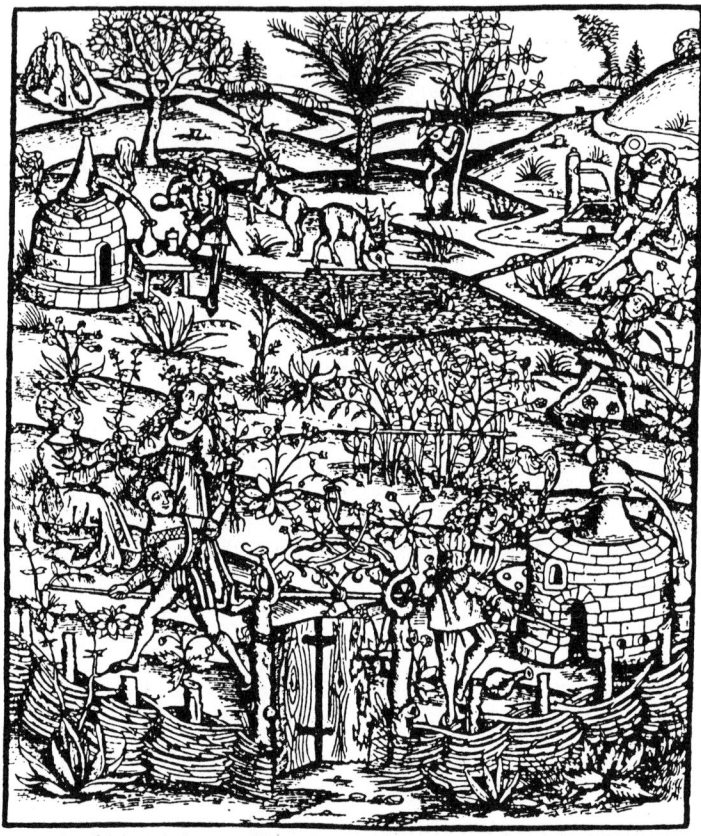

Liber de arte diſtillandi. de Simplicibus.

Das buch der rechten kunſt zů diſtilieren die eintzigē ding

von Hieronymo Biunſchwygk/Bürtig vñ wund artzot der keiſerlichē ſryē ſtatt ſtraßburg.

un getruckt durch den wohlgeachte Johannem grueninger zu Straßburg
in den achte tag des meyen als man zelt von der geburt Christi
funftzehnhundert. Lob ſy got. Anno 1500.

Mittelalterlicher Kräutergarten mit Destillationsöfen.
Titelbild eines Destillierbuches von Hyronymus Brunschwig.
Holzschnitt um 1500

Das Geheimnis der ätherischen Öle

Nachdem wir den so wichtigen Einfluß der fetten Öle mit ihren gesättigten und ungesättigten Fettsäuren auf die Zellatmung, den Stoffwechsel, den Energiehaushalt sowie auch auf die verschiedenen Krankheitserscheinungen kennengelernt haben, wollen wir uns noch den ätherischen Ölen zuwenden. Sie unterscheiden sich von den fettigen Ölen durch ihre hohe Flüchtigkeit. Sie können sowohl als Duftstoffe wie auch als Arzneimittel Verwendung finden.

Die ätherischen Öle sind in der Pflanze in besonderen Ölbehältern, den Ölzellen, in Ölgängen oder Öldrüsenhaaren abgelagert. Sie sind aus sehr vielen verschiedenen Substanzen zusammengesetzt, die ihrerseits, sofern sie bedeutsam sind, auch spezielle Namen besitzen. Chemisch sind es sehr oft Terpene bzw. Sequisterpene, Ester, Alkohole, Phenole, Aldehyde, Ketone, organische Säuren usw. Die Anzahl der verschiedenen Substanzen in den einzelnen ätherischen Pflanzenölen ist zumeist sehr groß. Oft enthält ein ätherisches Öl über 50 verschiedene Komponenten. Daher ist es nicht leicht, Eigenschaften zu nennen, die allen ätherischen Ölen gemeinsam sind.

Die ätherischen Öle spielen offenbar in der Biochemie der Pflanzen eine Schlüsselrolle, denn sie fungieren als Regler und Boten. Sie katalysieren biochemische Reaktionen, schützen die Pflanzen vor Parasiten und Krankheiten und spielen eine wichtige Rolle bei der Befruchtung. Ätherische Öle befördern Informationen von Zelle zu Zelle, und es besteht ein Zusammenhang zwischen ihnen und der hormonalen Reaktion der Pflanzen auf Streßsituationen sowie deren Anpassung an ihre Umgebung. Es überrascht deshalb nicht, daß sie Hormone enthalten. Offenbar helfen sie der Pflanze, sich ihrer Umgebung anzupassen und steigern ihre Widerstandskraft. So umgeben sich, um sich vor der Sonne zu schützen, z.B. Myrrhen- und Olibanumsträucher mit einem feinen Dunst ätherischer Öle, die die Sonnenstrahlen filtern und für frische Luft sorgen.

Es ist verständlich, daß ätherische Öle, die in der Retorte oder dem Laboratorium hergestellt wurden, niemals die Wirkung der natürlichen Öle haben können, denn in den Pflanzenölen ist irdische und kosmische Kraft vereint und darauf beruhen auch ihre Heilwirkungen. Die Pflanze ist das einzige Lebewesen der Erde, das Sonnenlicht in biochemische Energie umwandelt und speichert.

Die Düfte der Natur

Etwa 4000 verschiedene Düfte gibt es in der Natur, die für die Lebensfähigkeit und Reproduktion der Pflanzen- und Tierwelt unerläßlich sind. Kaum eine Pflanze ist frei von ätherischen Ölen. Dennoch sprechen wir erst dann von ätherischen Ölen, wenn ihr Gehalt an den „Duftölen" besonders reichlich ist. Er liegt dann über 0,1 % und erreicht oft sogar 10 %. Besonders reichlich sind sie in Lippenblütlern, Myrthengewächsen, Nadelhölzern, Rauten-, Lorbeer- und Doldengewächsen.

Da die ätherischen Öle den Hormonen verwandte Stoffe besitzen, ist auch der Wirkungsmechanismus ätherischer Öle und der Hormone sehr ähnlich. Das erste Organ, das den Duft aufnimmt, ist zwar unsere Nase, aber sie ist eigentlich nur der „Vorposten" unseres Riechhirns, in dem die aufgenommenen Informationen registriert werden. Wir riechen also eigentlich mit dem Gehirn, denn jeder Duftstoff sendet seine molekulare Schwingung, die sich auf die Rezeptoren oder Empfangstationen unserer Gehirnnerven überträgt.

Der Hypothalamus in unserem Gehirn ist einer der Hauptempfänger der Geruchsneuronen und setzt verschiedene Signalstoffe frei, die zum vorderen Teil der Hypophyse wandern und bewirken, daß diese eine Kombination von Hormonen absondert, welche bestimmte Zyklen steuert oder beeinflußt und heilende Kräfte weckt. Auf diese Weise versteht sich auch die Wirkung einer Aromatherapie. So überträgt jede Essenz durch ihren Duft ihre charakteristische Schwingung auf uns. Gemütszustände, die aus dem Lot geraten sind, können wieder ins Gleichgewicht zurückgeführt werden. Düfte können das allgemeine Wohlbefinden heben und verbessern, eine wichtige Voraussetzung für die Gesundheit.

Viele natürliche Duftstoffe wirken auch bakterientötend. So wurden im Öl des Thymians, des Kümmels, der Kamille, der Pfefferminze, der Melisse und vieler anderer Pflanzen antimikrobielle Effekte nachgewiesen. Es ist sicher, daß pflanzliche ätherische Öle entzündungswidrig, mehr oder weniger hautreizend, harntreibend, krampflösend, durchblutungsfördernd sowie tonisierend auf Magen, Darm, Leber und Galle wirken.

Die therapeutische Wirkung ätherischer Öle besteht darin, die inneren Organe und die Abwehrmechanismen des Körpers zu stärken. Sie nehmen dem Körper nicht die Arbeit ab, sondern helfen ihm, sie selbst zu tun, und deshalb schwächen sie den Organismus nicht. Alle natürlichen Heilmethoden, die darauf abzielen, die Vitalität des Menschen wiederherzustellen, können ihre Wirkung erhöhen.

Die Anwendung ätherischer Öle

Ätherische Öle können auf dreifache Weise dem Körper zugeführt werden; über die Nase, über den Mund und über die Haut. Bei der innerlichen Anwendung der ätherischen Öle darf man nicht willkürlich handeln, sondern muß sich an bestimmten Erfahrungswerten orientieren.

Innerlich können ätherische Öle in reiner Form, in Alkohol gelöst, mit Honig vermischt oder als Bestandteil von Arzneimitteln eingenommen werden. In der Regel resorbieren die Darmschleimhäute das verabreichte ätherische Öl, führen es über die Lymphdrüsen in den Blutstrom und dann zu den schwachen oder erkrankten Organen oder Körperbereichen.

Einreibungen der Haut wirken vorzüglich über den Reizzonen des Körpers, weil ätherische Öle von der Haut leicht aufgenommen und über die Gewebe verteilt werden können. Als Hautmassageöl mischt man sie im Verhältnis 1:2 (1 Tropfen ätherisches Öl und 2 Tropfen Pflanzenöl (Weizenkeimöl, Olivenöl).

Es ist ratsam, vorsichtig mit den konzentrierten Düften umzugehen, wenn nicht bekannt ist, wie die Haut und der ganze Organismus darauf reagieren. Deshalb sollte man zunächst einen Allergietest machen. Das ist auch deswegen wichtig, weil die Essenzen, wie die ätherischen Öle auch bezeichnet werden, bei den Duftwässern direkt über die Haut in den Körper aufgenommen werden.

Bei Anzeichen einer Allergie kann man die einzelnen Öle nacheinander oder mehrere gleichzeitig auf der Haut testen. Dazu wird das entsprechende Öl mit etwas Weizenkeimöl im Verhältnis 1:10 vermischt und auf die Haut getupft. Die Armbeuge ist dafür eine geeignete Stelle. Nun läßt man das Ölgemisch, eventuell geschützt durch ein Pflaster, einen bis zwei Tage einwirken. Wenn die Haut sich an einer Stelle rötet, reagiert sie auf den dort aufgetragenen Stoff allergisch und er sollte aus dem Kosmetikrepertoire gestrichen werden, zudem sollte man einen Arzt aufsuchen.

Im allgemeinen gilt: Die Essenz, deren Duft Sie spontan gerne riechen, ist auch das Richtige für Sie.

Bei *Inhalierungen* werden in einen Topf kochendes Wasser, das von der Feuerstelle genommen wurde, 8 bis 10 Tropfen ätherisches Öl gegeben. Man kann dies im Zimmer frei ausströmen lassen oder man beugt den Kopf darüber und stülpt ein Frottierhandtuch über den Kopf.
Als *Badeöl* lassen sich ätherische Öle außer mit Honig und Sahne auch mit fetten Ölen (Weizenkeim-, Sonnenblumen-, Oliven- oder Mandelöl) mischen. Doch diese Mischungen dürfen nicht direkt ins Badewasser gegeben werden, es ist noch ein Emulgator (Fluidlezithin

BE) notwendig. Man rechnet auf einen Teil Emulgator 10 Teile der Mischung.

Wenden Sie morgens aktivierende, abends beruhigende Essenzen an, so sind Sie tagsüber wach und können abends gut einschlafen.

Beim *Verdampfen* ätherischer Öle kann eine Duft- oder Aromalampe gute Dienste leisten. Wenn mehrere ätherische Öle verwendet werden, sollte bei der Anwendung im gesundheitlichen Bereich darauf geachtet werden, daß die Wirkstoffe zusammen harmonieren. (Siehe: Schemske „Düfte des Lebens", G. A. Ulmer Verlag).

Da ätherische Öle in hohem Maße wirksam sind, sollten sie immer gut verdünnt werden. Auch sollten maximal nicht mehr als 5 Öle verwendet werden. Die meisten ätherischen Öle entfalten beim Verdampfen eine starke antiseptische Wirkung.

Ein ätherisches Öl natürlichen Ursprungs enthält eine Vielzahl von Stoffen, die die Duftrichtung mitbestimmen. Gerade die Mischung einer Vielzahl von Komponenten macht die Qualität und den Zauber natürlicher ätherischer Öle aus.

Bevor wir eine Gesamtübersicht der ätherischen Öle betrachten, wollen wir uns noch mit 3 wichtigen ätherischen Ölen beschäftigen, die in den letzten Jahren auch für Aufsehen gesorgt haben.

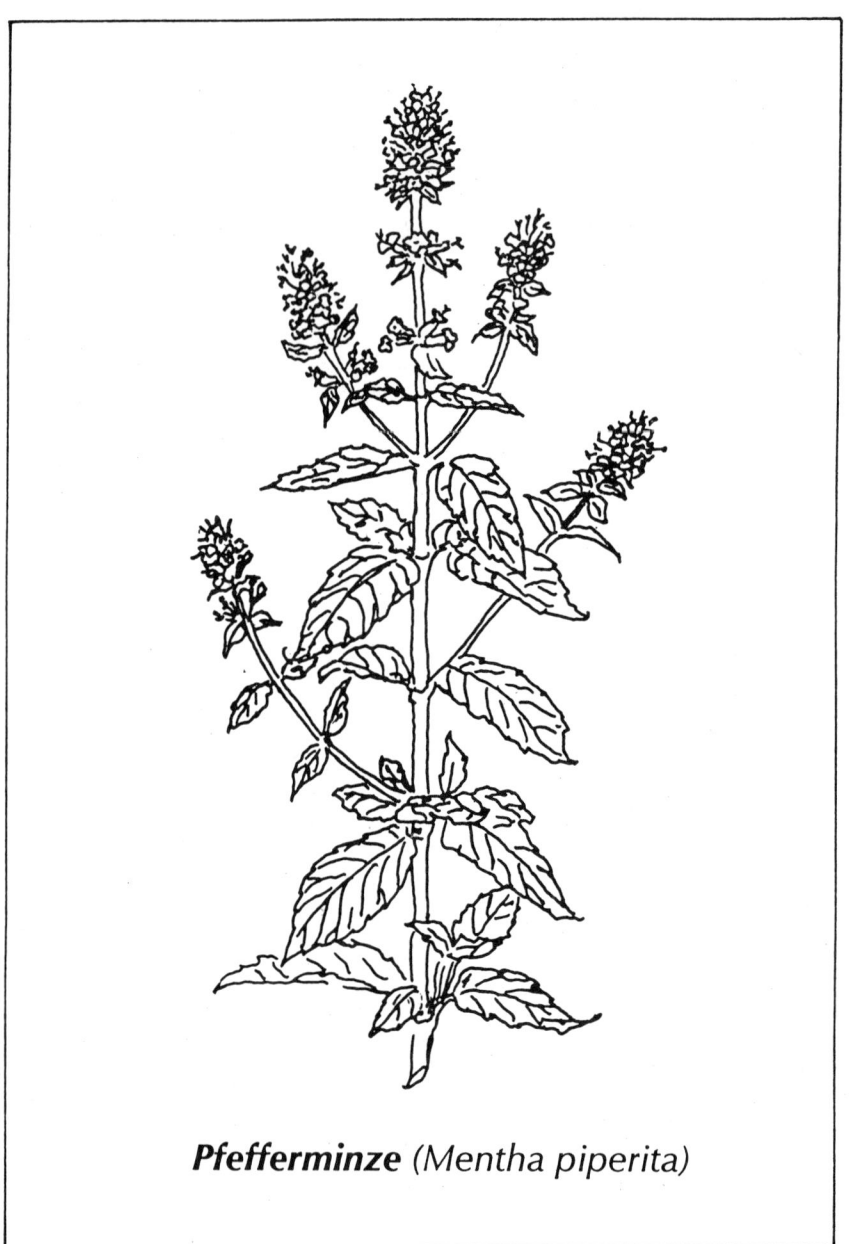

Pfefferminze (Mentha piperita)

Pfefferminzöl

Auf einer Pressekonferenz der Deutschen Migräne- und Kopfschmerzgesellschaft wies im Juni 1996 Dr. Hartmut Göbel (Universität Kiel) darauf hin, daß neue Ergebnisse über die Wirksamkeit von Pfefferminzöl aus einer streng kontrollierten klinischen Studie vorliegen. Die Untersuchungen wurden mit Mitteln des Bundesforschungsministeriums gefördert.

Im Vergleich mit dem häufig verwendeten Kopfschmerzmittel Paracetamol bestand bei 10%igem Pfefferminzöl kein Unterschied. Pfefferminzöl sei anderen Analgetika ebenbürtig. Bereits nach 15 Minuten sei eine signifikante Reduktion der Kopfschmerzen erzielt worden. Die Schmerzintensität reduzierte sich im Verlauf einer Stunde weiter.

Bis heute gibt es kein spezielles Medikament, das für die häufigste Kopfschmerzform überhaupt, den Spannungskopfschmerz, entwikkelt wurde. Nach neuen Studien leiden unter den Kopfschmerzpatienten etwa 54% unter Kopfschmerzen vom Spannungstyp, 38% unter Migräne, und nur 8% der Kopfschmerzen haben andere Ursachen. Der Spannungskopfschmerz, der oft nach längerem Sitzen am Computer oder beim Autofahren auftritt, kann 30 Minuten oder bis zu 7 Tage dauern.

An der Kieler Universitätsklinik für Neurologie wurde nun erstmals systematisch die Anwendung von Pfefferminzöl untersucht. Bei lokaler Anwendung von Pfefferminzöl auf der Haut werden selbst in geringen Mengen Kälte- und Druckrezeptoren erregt, in hohen Konzentrationen auch Wärme- und Schmerzrezeptoren stimuliert.

Menthol, das sich im Pfefferminzöl befindet, bewirkt eine Änderung der Zellmembran mit einer vermehrten elektrischen Aktivität. Hohe Konzentrationen von Menthol entfalten eine lokal anästhesierende Wirkung. Die Wirkung des Pfefferminzöls könnte man auch als „oberflächen-anästhesierend" bezeichnen, also als eine Ausschaltung der Schmerzempfindung, ähnlich wie bei einer Narkose, aber nicht so tiefenwirkend und ohne nachteilige Folgen.

Pfefferminzöl kann außerdem die Wirkungen der Schmerz-Nerven-Botenstoffe Serotonin und Substanz-P hemmen. Beide Substanzen spielen bei der Entstehung von Kopfschmerzen eine entscheidende Rolle. In den Untersuchungen zeigte 10%iges Pfefferminzöl in alkoholischer Lösung die ausgeprägtesten Wirkungen.

Doch auch äußerlich zu Einreibungen bei Rheuma, Neuralgien, Nervenschmerzen, Asthma usw. erweist sich Pfefferminzöl als eine ausgezeichnete Hilfe. Bei Ischiasschmerzen kann es sehr fördernd sein, wenn man nach dem Einreiben der betreffenden Stellen auf eine warme Gummibettflasche liegt. So kann das ätherische Öl nach innen dringen und nerven- und schmerzberuhigend wirken. Durch die äußere Kühlwirkung des Pfefferminzöls wird auch die Schmerzempfindlichkeit zurückgesetzt.

Pfarrer H. J. Weidinger berichtet in seinem Buch „Sprich mit deiner Haut" von einem Heimkehrer aus Stalingrad, der sein rechtes Bein bis über das Knie herauf lassen mußte. Er litt unsäglich unter Phantomschmerzen, insbesondere in der Nacht und vor jedem Wetterwechsel. Hier half allein die beharrliche Einreibung des Stumpfes mit Pfefferminzöl. Wenigstens soviel, daß er die quälenden Schmerzen los wurde und dies ohne Tabletten.

Durch den Mentholgehalt wirkt jedes Pfefferminzöl krampflösend, galletreibend und keimtötend. Pfefferminzöl regt auch die Thymusdrüse, die über dem Herzen liegt und die Milz zu erhöhter Tätigkeit an. Die Pfefferminz-Essenz führt in der Milz zu einer erhöhten Blutaufnahme und erhöhten Blutreinigung, zudem sorgt sie für eine vermehrte Bildung der Lymphzellen. Die Milz bildet zusammen mit der Thymusdrüse das Zentrum des Abwehr- bzw. Immunsystems des Körpers.

Die Essenz der Pfefferminze unterstützt vor allem das Lymphsystem und stärkt so die Abwehrkräfte des Organismus. Es hilft bei allen Wasseransammlungen im Gewebe (Ödeme), bei Lymphstauungen in den Beinen, Füßen oder Armen und unterstützt die Entschlackung. Wenn Sie Pfefferminzöl auf Arme, Beine oder Füße auftragen, werden die Lymphgefäße angeregt, die gestaute Flüssigkeit fließt leichter aus dem Gewebe ab. Pfefferminzöl hat auch eine fiebersenkende Eigenschaft, denn es unterstützt die bei Fieber überaus aktiven Lymphzellen und weißen Blutkörperchen bei den „Abwehrmaßnahmen".

Das Pfefferminzöl wird durch Dampfdestillation aus den Blättern gewonnen. Es hat als wichtigsten Inhaltsstoff 30 bis 70% Menthol, zudem etwa 10 bis 20% Menthon (ein Keton), Cineol, Jasmon, Phellandren, Pinen, Limonen, Cardinen, Sabinen, Menthofuran, Menthen, Nikotinsäure, Kaffeesäure, Chlorogensäure, Carotinoide und Flavonglykoside.

Die Inhaltsstoffe haben etwas wahrhaft „Kämpferisches" und zugleich auch etwas „Anregendes", doch es sollte, wie alle ätherischen Öle, nicht andauernd und ohne Unterbrechung verwendet werden.

Pfefferminz paßt gut zum ätherischen Öl Lavendel im Aromaverdunster. In einem wärmenden Vollbad schützt es vor Erkältungen, macht die Atemwege frei und regt den Kreislauf an.

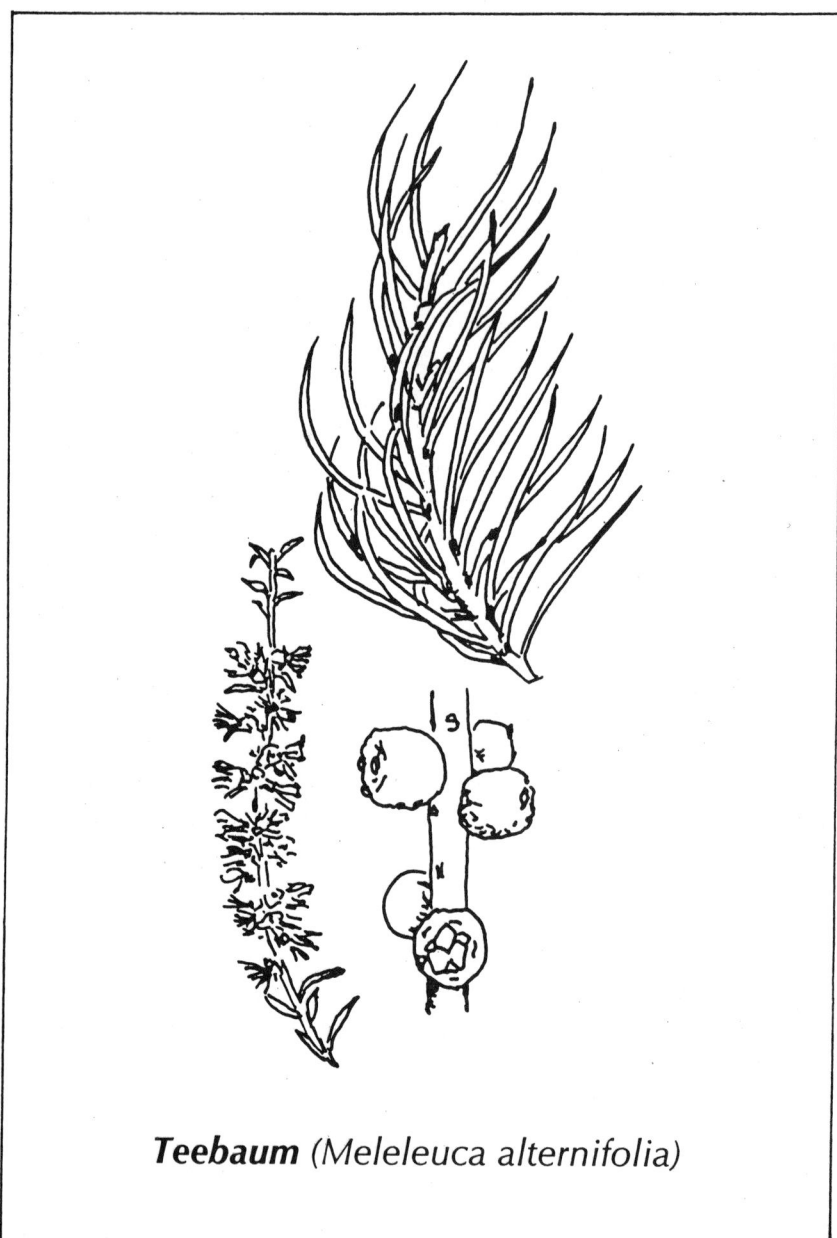

Teebaum *(Meleleuca alternifolia)*

Teebaumöl

Das Teebaumöl ist in den letzten Jahren vor allem als universeller „Helfer" und als spezielles „Wundöl" bekanntgeworden. Es wurde sehr viel über die außergewöhnlich antiseptische Wirkung des Teebaumöls berichtet; es soll rasch Bakterien abtöten, ebenso Pilze, Viren und Protozoen sowie Eiterherde auflösen und dies ohne toxische Nebenwirkungen.

Als Captain Cook und seine Seeleute in Australien zur Abwechslung Lust auf einen erfrischenden Kräutertee hatten, bedienten sie sich der duftenden Blätter eines Baumes, der in den sumpfigen Gegenden Australiens wächst. Seitdem gab man diesem Baum den Namen „Tee-Baum" (Tea-Tree) (Meleleuca alternifolia). Er gehört zur Familie der Myrthengewächse. Er ist somit verwandt mit dem Eukalyptus, Gewürznelken- und Pimentbaum. Das ätherische Öl wird aus den Blättern des Tee-Baums durch Dampfdestillation gewonnen. Bemerkenswert ist, daß eine Ernte alle 12 bis 18 Monate stattfinden und der Baum aufgrund seiner Robustheit über mehrere Jahrzehnte genutzt werden kann.

In den frühen zwanziger Jahren fand Arthur Penfold, ein Chemiker aus dem Museum für Naturheilkunde in Sydney (Australien) heraus, daß das Teebaumöl eine dreimal stärkere keimtötende Wirkung als Karbolsäure (Phenol) besitzt. Später wurden auch Forschungsergebnisse von Ärzten, Zahnärzten sowie Tierärzten bekannt. Dieses Öl wurde dann auch als Zusatzmittel zu Seifen eingesetzt, weil damit Thyphusbazillen sechzigmal schneller unschädlich gemacht werden konnten. Bei Ausbruch des 2. Weltkrieges wurde von der australischen Behörde Teebaumöl als kriegswichtiger Stoff eingestuft und allen Verbandskästen des Heeres und der Marine beigegeben.

Fast 50 organische Bestandteile hat man in der reinen, farblosen bis blaßgelben Essenz festgestellt. Darunter Wirkstoffe, die im Pflanzenreich äußerst selten sind oder sonst gar nicht mehr vorkommen.

Eine Analyse des Öls ergab (1978 von Sword und Hunter ausgeführt) folgende Inhaltsstoffe: Terpinen-4-ol (30-47%), p-Cymene (16%), Cineol-1,8 (2-9%) alpha-Terpineol (3,5%). Wohl einmalig ist das Vorhandensein von Vidifloren (1%), beta-Terpineol (0,24%), L-Terpineol (Spuren) und Allylhexonat (Spuren). Der hohe Gehalt an Terpinen verleiht dem Öl eine besondere Milde, ruft also keine Reizungen der Haut und Schleimhaut hervor.

Man hat nachgewiesen, daß das Öl die Hautoberfläche durchdringt und einen darunterliegenden Infektionsherd direkt angreift. Darüber hinaus wirkt es wie ein Lösungsmittel und kann Eiterablagerungen zersetzen, wobei das gesunde Gewebe jedoch geschützt wird. Gerade in Verschmutzungen und Eiter, tief im Inneren eines geschädigten, erkrankten Gewebes, entfaltet das Teebaumöl eine mitunter wundersame Wirkung.

Das Teebaumöl wirkt stark keimtötend, antiviral und wird bei allen Arten von Infektionskrankheiten und bei Pilzbefall eingesetzt. In Mandelöl (10%) oder in einer Salbengrundlage (5% = 1 Teil Teebaumöl, 19 Teile Salbengrundlage) wird es äußerlich als starkes Antiseptikum verwendet.

Auch bei Sonnenbrand, Wundstellen (auch bei Kleinkindern), wundgelaufenen Füßen, Frostbeulen, Juckreiz, Hautentzündungen, Warzen, Hühneraugen, Hautunreinheiten (Akne, Pickel), Geschwüre, Schweißfüße, Kopfläuse, Insektenbisse- und Stiche, Hautpilzerkrankungen, Gürtelrose, Bläschenausschlag (Herpes), Entzündungen der oberen Atemwege, Stirnhöhlenvereiterung, Infektionen der Harn- und Geschlechtsorgane usw. wurde Teebaumöl mit Erfolg angewendet.

Man benutzt das Öl pur und betupft oder reibt die betreffende Stelle oder Schleimhaut ein. Man kann es auch mit einem fetten Öl, z.B. Weizenkeimöl oder Mandelöl 1:10 verdünnen, zum Auftragen oder Spülen oder mit warmem Wasser (10 Tropfen auf ein Glas) zum Gurgeln. Andere Möglichkeiten der Anwendung sind das Mischen mit Haarshampoo oder Badewasser. Schließlich läßt es sich zum Inhalieren nutzen, indem man 10 Tropfen des Teebaumöls in 2 Liter kochendes Wasser gibt und den Dampf einatmet oder auf ein Taschentuch tropft und daran riecht.

In Australien setzen heute viele Zahnärzte Teebaumöl in der Praxis ein: als Mundspülung und zur Desinfektion. Auch nach dem Zähneputzen morgens und abends kann man mit zwei Tropfen Teebaumöl im Wasser gurgeln. Das sorgt für eine frische Mundflora. Auch wenn Teebaumöl keinen sehr angenehmen Geschmack hat, wichtig ist seine unglaubliche Wirkung.

Zecken lassen sich durch das reine Teebaumöl abtöten und entfernen. Danach sollte noch etwas Öl aufgetragen werden. Pur auf Insektenstiche gegeben wirkt Teebaumöl als ein natürliches Histamin und neutralisiert das Insektengift. Unverdünnt aufgetragen bekämpft es auch den Pilz Candida albicans. Es wird von einer Frau berichtet, die unter einer häßlichen Pilzinfektion an den Fingernägeln gelitten hat und daß kein Spezialist in der Lage war, ihr zu helfen. Mit Teebaumöl wurde schon nach zwei Tagen eine erste Besserung bemerkbar. Nach drei Wochen waren die beschädigten Nägel ganz aus- und neue Nägel nachgewachsen. Es gab keine weiteren Probleme.

Man kann Teebaumöl auch zur Körpermassage mit anderen Ölen vermischen. Als Badezusatz gibt man 10 Tropfen Öl in ein heißes Wannenbad. Dabei kann die Essenz in tiefer liegende Gewebeschichten eindringen, den Blutfluß in den Haargefäßen aktivieren und beschädigtes Gewebe mit mehr Sauerstoff versorgen.

Im Aromaverdunster wirkt Teebaumöl gegen Bakterien, Pilze und Viren und stärkt das Immunsystem.

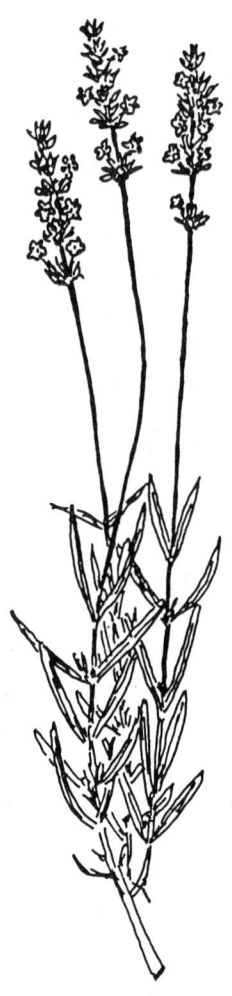

Lavendel *(Lavandula angustifolia)*

Lavendelöl

Echter Lavendel - es gibt etwa 26 Lavendelarten - hat seine Heimat im Mittelmeerraum, von wo er durch die Benediktiner über die Alpen gebracht und in Klostergärten angepflanzt wurde. Er blüht im Juli/August und ist ein Lippenblütler wie Pfefferminze, Rosmarin, Thymian, Salbei, Melisse usw. Er wächst in einer Höhe von 700 bis 1800 Metern. Er liebt die sonnigen Kalksteinhänge vor allem in Südfrankreich, wo er auch in großen Feldern kultiviert wird, insbesondere zur Gewinnung von Lavendelöl.

Die duftenden Lavendelblüten sind auch ein Heiltee gegen nervöse Unruhe, gegen Ein- und Durchschlafstörungen und sogar gegen funktionelle Oberbauchbeschwerden, Völlegefühl und Blähungen.

Die Blüten werden noch wie in grauer Vorzeit mit der Sichel von Hand geschnitten. Das kampferarme bis kampferfreie Öl dieses Lavendels, das sowohl aus den Blättern wie auch aus den Blüten kommt, wird als besonders hochwertig angesehen. Es enthält 30 bis 60% Ester (hauptsächlich Linalylacetat) , 25 bis 45% freie Alkohole (vor allem Linalol), 1,5 bis 3% Aldehyde und Ketone sowie Spuren von Lactonen, Phenolen, u.a.

Paracelsus lobte die Essenz des Lavendels wegen ihrer guten Wirkung als Nervenheilmittel, er setzte sie auch zur Schmerzstillung ein. Am erstaunlichsten ist seine Wundheilkraft. Mit Lavendel behandelte Verletzungen infizieren sich nicht und heilen wesentlich schneller. Lavendelöl eignet sich für alle Hauttypen, wirkt lindernd auch bei allen Hauterkrankungen mit stärkerem Juckreiz. Es ist schmerzlindernd, harntreibend und hilft bei Schwindelzuständen, Ohrensausen und Migräne.

Nach Dr. Gümbel verleiht Lavendelöl dem Körper neue Energien und ist zugleich für Blut und Nerven gut. Es fördert die Durchblutung der Leber und unterstützt die Leberzellen. Es hat eine ähnliche

Wirkung wie das Hormon Glucagon, das den Gehalt der Blutzellen im Blut anhebt.

Pfarrer Kneipp verwandte Lavendelöl so: 5 Tropfen zweimal am Tage auf einem Stück Zucker (oder in Wasser) zur guten Verdauung, bei Blutandrang zum Kopf, gegen Blähungen, bei Kopfweh und Übelkeiten. Bei Ohrensausen reibt man sich mit Lavendelöl beide Ohren ein. Bei Migräne reibt man es am Rückenmark entlang der Wirbelsäule von unten nach oben ein.

Als Einschlaf- und Beruhigungsmittel ist es auch für Kinder gut geeignet. Sanfte Massagen wirken lindernd bei Gelenkentzündung (Arthritis) und rheumatischen Beschwerden. Bei Einreibungen des ganzen Körpers beruhigt es Hautallergien. Auch leichte Pilzinfektionen können mit Lavendelöl geheilt werden. Bei Hautunreinheiten kann ein Dampfbad, mit Kamille und Lavendel gemischt, hilfreich sein. Der Aromatherapeut Robert B. Tisserand lobt Lavendelöl als eines der therapeutisch dienlichsten und vielseitigsten Öle.

Ein Lavendel-Bad gleicht Hautfunktionen aus und verjüngt sie. Nehmen Sie 1 Eßlöffel Lavendelöl und 2 bis 3 Tropfen Emulgator (Tween 80), rühren diese beiden an und geben diese Ölmischung in das warme Badewasser. Nach 10 Minuten Badedauer nur die faltigen Körperteile abtrocknen, sonst einziehen lassen.

Lavendel verträgt sich gut mit fast allen anderen ätherischen Ölen und steigert seine eigene und die Wirkung der anderen Öle.

Im Aromaverdunster wirkt Lavendel bei angenehmem Duft beruhigend.

Weitere ätherische Öle
und ihre Wirkung auf den Körper

Angelika Öl:
Lockert Magen- und Darmverschleimungen, wirkt anregend auf die Nierentätigkeit, schleimlösend bei Lungen-, Halsleiden und Brustkatarrh

Anis Öl:
Hat sich bei Magen- und Darmkrämpfen bewährt, krampfstillend, verdauungsfördernd, menstruationsfördernd, milchbildend, hilfreich bei Husten, Lungenverschleimung und bei Halbseitenkopfschmerz (Migräne)

Arnika Öl:
Regt den Kreislauf an, ist krampflösend, wirkt bei Muskelkater, Gefäßverkalkung und Gedächtnisschwäche

Baldrian Öl:
Ein erprobtes Mittel bei Gliederzittern, Nervosität und Schlaflosigkeit (auf dem Sonnengeflecht, handbreit über dem Nabel einreiben)

Basilikum Öl
Beseitigt Verstopfungen der Hautporen, appetitanregend, hilft bei Darmblähungen, Nieren- und Blasenkatarrh

Beifuß Öl
Wirkt ausgleichend, fördert die Gallenabsonderung, ist wurmtreibend, wirkt auf die Psyche öffnend

Benzoe Öl
Wirkt antiseptisch als Wundbalsam bei Geschwüren und Entzündungen

Bergamotte Öl
Positive Wirkung auf Angstzustände und Depressionen, verdünnt als erfrischendes Desinfektionsmittel bei Zahnfleischentzündungen anzuwenden, entzündungshemmend bei Blasen- und Harnwegsinfektionen

Bergbohnenkraut Öl
Von keimtötender und entzündungshemmender Wirkung

Birkenknospen Öl
Durch hohen Gerb- und Bitterstoffgehalt stark harntreibend, geeignet für
alle Arten von Harnblasenbeschwerden, für Blutdruckerkrankungen,
Nieren- und Leberleiden sowie Rheuma und Gicht

Bohnenkraut Öl
Wirkt anregend auf das Nervensystem, kräftigend,
schmerzstillend, antibiotisch, antiseptisch,
bei Arthritis und Rheuma

Cajeput Öl
Starkes Antiseptikum, schmerzlindernd, heilungsfördernd bei chronischer
Bronchitis, Blasen- und Harnröhrenentzündungen

Cardamom Öl
Anzuwenden bei geistiger Erschöpfung und Verdauungsbeschwerden
nervösen Ursprungs sowie bei Kopfschmerzen

Cistrosen Öl
Wirkt entspannend und erwärmend, entzündungshemmend bei
Hauterkrankungen

Citronella Öl
Nur stark verdünnt zur äußerlichen Anwendung geeignet, antibakteriell,
insektenabwehrend

Dill Öl
Bei stillenden Müttern milchbildend, bei Kindern beruhigend,
krampfstillend, harntreibend

Edellorbeer Öl
Wirkt antiseptisch, stimulierend, zur Kreislaufregulierung,
bei Schlafstörungen, zur Desinfektion

Eisenkraut Öl

Regt Leber-, Nieren- und Gallenblasen-Tätigkeit an, herzstärkend, krampflösend, wundheilend, milchbildend, besonders wirksam bei Erschöpfungszuständen, Blutarmut, Nierenstauungen

Elemi Öl

Nur verdünnt zur äußerlichen Anwendung geeignet, beschleunigt Narbenbildung und Wundheilung

Engelwurz-Öl

Wirkt reinigend, verdauungsfördernd, kräftigend, bei Gicht und Krämpfen des Verdauungssystems

Estragon Öl

Wird mit Vorliebe bei Arthrosen angewandt, krampflösendes, verdauungsanregendes und magenstärkendes Heilmittel, hilft bei Katarrh und Stoffwechselerkrankungen

Eukalyptus Öl

Entlastet das Nervensystem, wirkt beruhigend bei Migräne und Kopfschmerzen, hilft bei fieberhaften Erkrankungen, Grippe, Heiserkeit, schleimlösend bei Husten und Bronchialkatarrh, antirheumatisch, besonders geeignet gegen nächtliche Schmerzen, die sich bei naß-kaltem Wetter verschlimmern

Fenchel Öl

Vermindert Blähungen, trägt zur inneren Entspannung bei, wirkt bei Magen-, Darmkrämpfen, Blähungen, Keuchhusten und Bronchitis, kräftigt die Augen, fördert den Milchfluß bei stillenden Müttern

Fichtennadel Öl

Anzuwenden bei Gliederschmerzen, nach Erfrierungen, Muskelkater, Quetschungen, Rheuma, Gicht, Durchblutungsstörungen und Bronchitis

Galbanum Öl

Allgemein kräftigend und nervenstärkend, bei äußerlicher Anwendung entzündungshemmend bei Akne, Furunkel und Drüsenschwellungen, menstruationsfördernd

Geranien Öl

Hemmt Entzündungen, öffnet die Poren der Haut, allgemein kräftigend und stärkend bei Energielosigkeit, Unausgeglichenheit und Gefühlsbelastungen, insektenabwehrend

Grapefruit Öl

Allgemein kräftigend und tonisierend bei Abgeschlagenheit und Erschöpfung, äußerlich anzuwenden bei fettiger und unreiner Haut

Hopfen Öl

Hilft bei Schilddrüsenüberfunktion, als Beruhigungsmittel, bei Nervosität und Schlaflosigkeit

Hyazinthen Öl

Wirkt entspannend, beruhigend, ausgleichend bei innerer Unruhe und Nervosität

Hypericum Öl

Fördert den Kreislauf, beugt Herzinfarkt vor, hilft als Wundheilmittel bei Verbrennungen, Verstauchungen und bei Ermüdungszuständen, Herzschwäche, seelischer Depressionen

Immortellen Öl

Schleimlösende, entzündungshemmende Wirkung auf die Atemwege, entkrampfend bei Magen- und Darmentzündungen

Ingwer Öl

Magen- und Darmmittel bei Schleimhautkatarrhen, anregend auf Atmung, Nerven-, Gehirntätigkeit und Appetit, entzündungshemmend bei Erkältungskrankheiten sowie Grippe und Rheuma

Iris Öl

Hilft bei Kopfschmerzen, Migräne, Neuralgien, Gallenschmerzen, Herzschmerzen, regt Funktion der Bauchspeicheldrüse an

Jasmin Öl

Weckt die Lebenskräfte, löst Verkrampfungen und lockert die Muskulatur, wirkt antidepressiv

Kalmus Öl
Ein ideales Magenmittel bei Magen-, Darmkatarrh, Appetitlosigkeit,
vermindertem Gallenfluß und Blutarmut

Kamillen Öl
Hilft bei Überempfindlichkeit des Nervensystems und Schlaflosigkeit,
fiebersenkend und entzündungshemmend bei Erkrankungen des Magen-
Darmtrakts und der Mundschleimhaut sowie bei Mittelohrentzündungen,
wundheilend bei Verletzungen und Verbrennungen
(bei Hautgeschwüren bewähren sich Andampfungen)

Kampfer Öl
Zur äußeren Anwendung, schmerzlindernd, schleim- und krampflösend
bei Lungenentzündung und Bronchitis, günstige Beeinflußung der
Herzmuskulatur und des Kreislaufs, anzuwenden bei Verstauchungen,
Muskelverspannungen und Wadenkrämpfen

Kiefernadel Öl
Wirkt sich günstig auf die gesamten Atemwege aus, geeignet für Erkältungskrankheiten, Husten und Halsschmerzen, kreislaufstimulierend

Knoblauch Öl
Anregend auf Herz, Kreislauf und Verdauung, entzündungshemmend,
krampflösend, gefäßerweiternd, blutdrucksenkend

Koriander Öl
Wirkt entblähend im Darm, allgemein kräftigend, hilft bei rheumatischen
Beschwerden, lindert Gelenk- und Gebärmutterschmerzen

Kümmel Öl
Erweist sich als stark krampflösend und kreislauffördernd, anzuwenden
bei Blähungskoliken, Magenbrennen, Magenkrämpfen, fördert den
Milchfluß bei stillenden Müttern

Latschenkiefer Öl
Unterstützt die Funktion der Bronchien und Atemorgane

Lemongras Öl
Aktiviert das Lymphsystem, besitzt anregende Wirkung auf die
Verdauung, ist entzündungshemmend und harntreibend,
hilfreich bei Blasen- und Darmerkrankungen

Liebstöckel Öl
Wirkt reinigend, ableitend, anregend, kräftigend, verdauungsfördernd,
harntreibend, bei Ödemen und mangelnder Wasserausscheidung

Limetten Öl
Wirkt durch seine erfrischenden und aufheiternden Eigenschaften
günstig auf Depressionen

Magnolien Öl
Wohltuend und entspannend für Nerven, Blutdruck und Herz, zeigt den
Weg zur inneren Ruhe

Majoran Öl
Löst Krämpfe und beruhigt, nervenstärkend (entlang der Wirbelsäule
einreiben), schleimlösend bei Bronchialkatarrh, fiebersenkend (über dem
Sonnengeflecht einreiben), verdauungsanregend, schleimlösend bei
Husten, Heiserkeit und Entzündungen im Mund- und Rachenbereich

Mandarinen Öl
Zur äußerlichen Anwendung bei Verspannungen und Muskelver-
krampfungen, erfrischend und belebend

Melissen Öl
Zur Wiedergewinnung des Gleichgewichts, dient als Beruhigungsmittel,
Tonikum für Herz, Nerven, Gebärmutter und Verdauungsorgane, hilft bei
Kopf-, Nervenschmerzen, Migräne, Nieren-, Blasenentzündung und
hohem Blutdruck

Mimosen Öl
Wirkt beruhigend auf das Nervensystem und ist durch seine
blutreinigende Eigenschaft ein Tonikum für Leber und Galle

Moschus Öl
Vitalisierend und anregend

Muskat Öl
Hebt den Allgemeinzustand und das Wohlbefinden, kräftigend und
nervenstärkend

Muskatellersalbei Öl
Mit entkrampfender und stärkender Wirkung auf den Magen-, Darmtrakt
und schmerzlindernder Wirkung bei Keuchhusten, Bronchitis und
Asthma, belebend, anregend

Myrrhen Öl
Entzündungshemmend bei Husten, Erkältung und Bronchitis,
desinfizierend und stringierend

Myrten Öl
Entfaltet seine entzündungshemmende Wirkung besonders bei Husten
(auch Raucherhusten), Stirnhöhlenentzündungen,
Bronchitis und Lungentuberkulose

Narden Öl
Wirkt beruhigend auf Nerven und Kreislauf, gegen nervöse
Verspannungen, Gereiztheit und Übererregbarkeit

Nelken Öl
Mit stark keimtötender Wirkung bei Entzündungen, nervenstärkend,
unterstützt Herz und Kreislauf

Nerolien Öl
Hilfreich bei Nervosität, Depressionen und Angstzuständen, beruhigend
und stärkend für Herz und Kreislauf

Niaouli Öl
Besonders geeignet zur Behandlung von schlecht heilenden Wunden,
Furunkel und Akne, anregend auf Atmung und Kreislauf

Orangen Öl
Heilende Wirkung bei Nieren- und Blasenleiden, beruhigend auf
Herz und Kreislauf

Orangenblüten Öl
Bei Körper- und Hautpflege lindernd, blutdrucksenkend, beruhigend,
bei Schlaflosigkeit, nervöser Spannung, Nervosität

Oregano Öl
Wirkt stark keimtötend, lindert Infektionen der Atem- und Harnwege,
zudem Grippe, Keuchhusten, Stirnhöhlenentzündungen, Asthma,
Darminfektionen und rheumatische Beschwerden
(nicht ohne sachkundige Beratung anwenden)

Palmarosa Öl
Reguliert die Talgproduktion der Haut, glättet Falten, hilft bei Akne, ist
entzündungshemmend und blutdrucksenkend

Patchouli Öl
Ausgleichend, entzündungshemmend, insektenabwehrend

Perubalsam Öl
Wundheilmittel bei chronischen Eiterungen und Fisteln

Petersilien Öl
Bei Gallenkoliken und Gallenschmerzen von spürbarer Wirkung, bei
Blasenkrämpfen, Blasenschleimhautentzündungen (an den Waden und in
der Kniekehle einreiben), Magenschwäche, Leber- und Milzleiden

Petitgrain Öl
Stimmungsausgleichend, aufhellend, antidepressiv

Pfeffer Öl
Wirkt anregend, verdauungsfördernd, magenwirksam, schmerzstillend,
fiebersenkend, bei Muskel- und Gelenkschmerzen

Pomeranzen Öl
Stärkt den Geruchsinn

Römische Kamille
Für Körper- und Hautpflege, beruhigend, besänftigend, lindernd,
schmerzstillend, krampflösend, verdauungsfördernd,
das Immunsystem stärkend, den Gallenfluß fördernd, zur Anregung der
Leukozytenbildung, bei Leber- und Milzstauung

Rosen Öl
Harmonisierend, antidepressiv, stärkt Herz und Nerven, hilfreich bei
Menstruationsbeschwerden und Fieber

Rosenholz Öl
Wirkt zellregenerierend, beruhigend, antidepressiv, stimmungsaufhellend, auch bei Kopfschmerzen, Übelkeit

Rosmarin Öl
Regelt die Leistung des Herzens, hilft bei Gelenkentzündungen, Husten,
Heiserkeit, Grippe, Regelbeschwerden und Unterleibsleiden, die mit
Kopfschmerzanfällen einhergehen

Sadebaum Öl
Hilft bei Unterleibsschmerzen und Harnverhalten, nimmt Harnbrennen
und Kreuzschmerzen

Salbei Öl
Bei übermäßiger Schweißabsonderung rasch wirksam, schleimlösende
und entzündungshemmende Wirkung auf die Atemwege bei Lungen-
katarrh, Mandel-, Zahnfleischentzündungen (verdünnt auf Unterkiefer-
winkel und Zahnfleisch einreiben), bei Gicht und Rheuma, geeignet zur
Wundbehandlung und bei Insektenstichen

Sandelholz Öl
Allgemein kräftigend, beruhigend, entzündungshemmend und krampflösend, hilfreich bei Erkrankungen der Atemwege, der Mundschleimhäute,
der Blase und Harnröhre und bei Venenstauungen am Unterschenkel

Sanikel Öl
Bei Asthmaleiden vielfach erprobt, gilt als ausgezeichnetes Gurgelmittel

Sassafras Öl
Nervenstärkend, anregend, schmerzstillend, antirheumatisch,
lindernd bei Gicht

Schafgarben Öl
Leitet die Funktionen des Organismus in die richtigen Bahnen, senkt den
Blutdruck, eignet sich zur Behandlung von Magen-, Darmerkrankungen,
wirkt krampflösend und entzündungshemmend auf Blase, Niere,
Bauchorgane sowie bei rheumatischen Beschwerden und Gicht

Terpentin Öl
Wirkt anregend, antiseptisch, schleimlösend, hustenstillend,
bei Infektionen der Harnwege, Asthma, Bronchitis, Erkältungen

Thymian Öl
Übt günstigen Einfluß auf das gesamte Nervensystem aus, hilfreich bei
Bronchialkatarrh, Lungenentzündung, Asthma, Keuchhusten,
Nierenkrämpfen, Magen- und Darmleiden, wenn sie mit
Kopfschmerzen einhergehen

Tolubalsam Öl
Schmerzlindernd, anwendbar als Beruhigungsmittel, bei Kopfschmerzen
und bei Rheuma

Tonka Öl
Wirkt harmonisierend und stimmungsaufhellend

Tuberosen Öl
Nur zur äußerlichen Anwendung geeignet, entspannend

Vanille Öl
Beruhigende, ausgleichende Wirkung auf den Organismus

Vetiver Öl
Besitzt nervenberuhigende Eigenschaften, ist stimmungsaufhellend,
antidepressiv, muskelentspannend und hilft bei Beschwerden der
Haut sowie im Klimakterium

Wacholderbeeren Öl

Wird erfolgreich bei rheumatischen Beschwerden und Gicht, bei Gelenkschmerzen und Regelschmerzen angewandt. Wirkt antiseptisch, krampflösend, kreislaufanregend und harntreibend. Bei Darmträgheit, zur
Blutreinigung und Entwässerung, bei Hautkrankheiten

Weihrauch Öl

Bewirkt einen frischen, faltenlosen Teint, als Antiseptikum bei Wunden
und Geschwüren, hilft bei Entzündungen der Atemwege, bei Magen-,
Darminfektionen, Entzündungen der Blase und der Harnwege sowie bei
Muskelschwund und ist verdauungsfördernd

Ylang Ylang Öl

Beruhigend, angstmindernd, antidepressiv, senkt den Blutdruck und
entfaltet eine feuchtigkeitsspendende Wirkung für empfindliche Haut

Zedern Öl

Besitzt entzündungshemmende Eigenschaften besonders auf Mundschleimhaut, Atemwege, wie bei Husten und chronischer Bronchitis und
auf ableitende Harnwege, insbesondere Nieren- und Blasenkatarrh sowie
bei Gicht und bei Rheuma, 1:5 verdünnt bei Hautausschlägen,
nicht bei Schwangerschaft anwenden!

Zimt Öl

Ist von stark keimtötender Kraft bei Nagel- und Fußpilz, anzuwenden bei
Nervenschwäche, Magenübersäuerung und Muskelkrämpfen, anregend
auf Herz und Kreislauf

Zitronen Öl

Tilgt Juckreiz, wirkt bei Rheuma, Durchblutungsstörungen an Armen und
Beinen, nächtlichem Einschlafen der Glieder, keimtötend bei Infektions-
krankheiten und äußerlich anwendbar bei Entzündungen der Haut und
Insektenstichen, nervenstärkend, muskeltonisierend

Zypressen Öl

Bei Keuchhusten, Bronchialasthma, Schlaflosigkeit und als
Beruhigungsmittel geeignet. Durch seine blutstillende Wirkung
hilfreich bei kleineren Blutungen

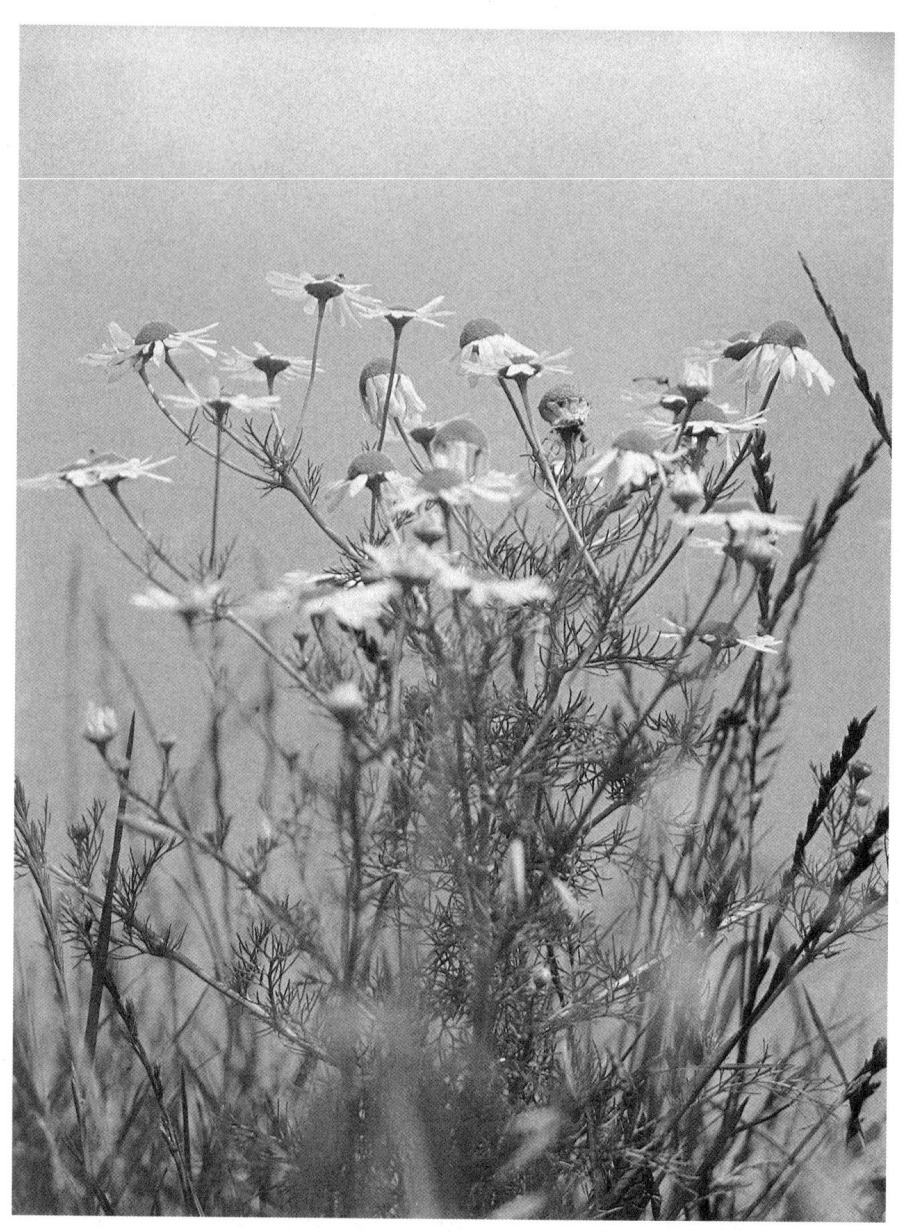

Echte Kamille (Matricaria chamomilla)

Schlußgedanken

Es ist sehr zu begrüßen, daß heute viele Menschen einer Aromatherapie offen gegenüberstehen. Die Wirkung der Pflanzendüfte ist
seit Jahrhunderten bekannt, doch erst in den letzten 30 Jahren wurde damit begonnen, die verschiedenen Heilwirkungen der ätherischen Öle zu erfassen und anzuwenden. Einige dieser Öle, insbesondere Bergamotte, Kamille und Lavendel, besitzen die Eigenschaft,
die Produktion weißer Blutzellen zu stimulieren. Dadurch kann das
Immunsystem und die Abwehrkraft des Körpers gestärkt werden.
Diese Wirkung tritt ein, wenn die Öle entweder in die Haut einge-
rieben oder inhaliert werden. Doch manchmal ist der Effekt der
Essenzen auf die Psyche noch stärker als auf den Körper. Die
Pflanzenessenzen dürfen wir nicht als bloße chemische Mixturen
betrachten, sondern als „flüssige Vibrationen", von denen jede eine
gewisse Resonanz hat. Darum eignet sich eine Aromatherapie für
einen holistischen, ganzheitlichen Ansatz, der Geist und Körper
betrifft und der über die normale Praxis der Kräuterheilkunde hin-
ausgeht.

Die ätherischen Öle können Bestandteil einer ganzheitlichen Heil-
methode sein, aber auch Hilfe zur Selbsthilfe, oder ganz einfach ein
Dufterlebnis, welches die Sinne anspricht und zu einem ausgegli-
chenen, entspannten Lebensgefühl anregt oder beiträgt. Sie können
helfen, das Gleichgewicht wieder herzustellen, das Allgemeinbe-
finden zu verbessern und die Vitalität zu steigern. Eingebunden in
eine gesunde Lebensführung mit vitalstoffreicher Ernährung, richti-
ger Entspannung und natürlicher Bewegung können sie das körperliche und geistige Leistungsvermögen aktivieren und steigern.

Wie wichtig eine gesunde Ernährung, insbesondere ein geordneter
Fettstoffwechsel, für unsere körperliche und geistige Gesundheit ist,
dürfte im Laufe dieses Buches klar geworden sein. Gerade der Fettstoffwechsel, der für die Lebensvorgänge, Wachstum, Atmung und
für die Erzeugung von Lebensenergie mitverantwortlich ist, spielt

hier eine wichtige Rolle. Auch die Harmonie zwischen Fett und Eiweiß ist Voraussetzung für die zentrale Lebensfunktion, für die Veratmung der Nahrung, einschließlich der Fettverbrennung, wobei die hochungesättigten Fettsäuren dabei als Initialzündung fungieren.

Der bekannte amerikanische Naturwissenschaftler und Mediziner Prof. Hans Selye, der den Begriff „Streß" schuf, machte darauf aufmerksam, daß Belastungen verschiedenster Art gleiche Krankheitsbilder auslösen. Er wirft als wichtigstes Ergebnis seiner Streß-Forschung die Frage auf, welche physiko-chemische Grundlage mit einer Erschöpfung verbunden ist und was geeignet wäre „die verbrauchte Lebensbatterie" wieder neu zu laden.

Es ist hinlänglich bekannt, daß gerade die hochungesättigten Fettsäuren, in geringen Anteilen auch die Nüsse und andere Nahrungsmittel, speziell für die Gehirnfunktionen unerläßlich sind. Es gibt kaum ein Organ, das eine so intensive Atmung, einen so hohen Sauerstoffbedarf aufweist, wie das Gehirn und das Nervensystem. Sauerstoffschäden wirken hier am schnellsten. Die gesamte Leitung im Gehirn- und Nervensystem ist in hohem Maße von der elektrostatischen Situation abhängig. Die lebensnotwendigen hochungesättigten Fettsäuren, die für eine intakte Zellatmung unerläßlich sind, zeichnen sich auch durch eine sehr hohe elektrische Ladung aus. *Sie sind in der Lage, im lebenden Substrat die Dipolarität wieder herzustellen und die Lebensbatterien wieder neu zu laden.*

Die chronischen Kopfschmerzen stehen häufig mit der durch falsche Fettnahrung bedingten Sauerstoffarmut im Gehirn in Zusammenhang. Frau Dr. Budwig schreibt in ihrem Buch „Das Fettsyndrom":
„Es ist kein Zufall, daß die Menschen in unserer Zeit so überreizt sind, so leicht heiß laufen, wenn das Öl, der zentral wirksame Vitalstoff für die gesamte Gehirn- und Nervenfunktion fehlt. Schädliche Fettnahrung kann in diesen Fällen zu schweren Irregularitäten und zu Blockierungen führen. Gehirn und Nerven tragen in sich lipo-

iden Charakter. Einen Ersatz dieser Fettnahrung durch biologisch unaktive, gegen Sauerstoff stabile und hochmolekulare schwer transportable Fette, die als Kunstspeisefett gekennzeichnet werden müßten, gibt es im Grunde nicht.

Gehirn und Nerven kennzeichnen in besonderer Weise den Menschen, die Krone der Schöpfung. Möge der Mensch bei der Auswahl seiner Nahrung diese Vorrangstellung nicht zerstören, indem er die Schöpfungsordnung an der zentralen Stelle verletzt, das naturgemäße Nahrungsfett zerstört und dem Organismus entartete Fette als Nahrung anbietet. Der Mensch wähle seine Nahrung mit Vernunft, damit ihm diese als sein schöpfungsgemäßes Privileg erhalten bleibt. Keine Schäden im menschlichen Organismus sind so schwer reversibel zu gestalten, wie die Schäden an diesem höchst differenzierten Organ, an Gehirn- und Nervenzellen."

Zuviel Fett mit gesättigten Fettsäuren können für den Zellstoffwechsel eine enorme Belastung sein und wie Bleiklötze für die Zellatmung wirken. Hochungesättigte Fettsäuren dagegen gestatten den Zellen eine störungsfreie Arbeit und einen geordneten Stoffwechsel; sie sind auch notwendig, um die gesättigten Fette mit zu verarbeiten. Sie wirken wie Vitamine im intermediären Stoffwechsel und können für unseren ganzen Organismus echte Heilfaktoren und Garanten unserer Gesundheit werden.

Mit einer Feststellung und Empfehlung von Hippokrates möchte ich dieses Buch abschließen:

„Die Krankheiten befallen uns nicht aus heiterem Himmel, sondern entwickeln sich aus täglichen, kleinen Sünden wider die Natur. Wenn diese sich gehäuft haben, brechen sie scheinbar auf einmal hervor. Wenn Krankheiten aus einer falschen Lebensweise entstehen, können sie durch eine richtige Lebensweise wieder geheilt werden. Die Behandlung muß dann dem Ansatz der Krankheit entgegengesetzt gestaltet werden, das heißt die Lebensweise bedarf in solchen Fällen der Umstellung."

Quellenverzeichnis

Anders, Ursula: Borretsch, eine Antidepressions-Pflanze
Backhaus, Anita: Heilen ohne Pillen und Spritzen, Bauer Verlag Freiburg
Bio-Fach: Heißes Eisen - Kalt gepreßte Öle - 8/96
Brauchle, Alfred, Prof.: Das große Buch der Naturheilkunde, Mosaik Verlag
Brecht, Eduard: Was ist Fett? Brechts Kochrezepte 4/61
Bruker, M. O., Dr. med.: Die Fettsucht, Waerland Monats Hefte
Buddecke, E.: Grundriß der Biochemie, De Gruyter, Berlin
Budwig, Johanna, Dr.: Das Fettsyndrom, Hyperion Verlag, Freiburg
Davis, Adele: Gesund bleiben ein Leben lang, Hörnemann Verlag, Bonn
Echter, Chr.: Neue Wege d. Gesundheit, Verlag ganzh. Medizin, Bad Schönborn
Eschenauer, Doris: Problemfall Fetthärtung, Neuform Kurier 10/94
Giese-Seip, Andrea: Öle kalt gepreßt - heiß geliebt, Neuform Kurier 5/95
Giese-Seip, Andrea: Freundliche Fette, Neuform Kurier 1/96
Geller, Luise, Dr. med.: Der Lein, ein Nahrungs- u. Heilmittel, Waerland M.H.
Gesundheit heute: Allergien - Schwarzkümmelöl hilft - 4/96
Gümbel, Dietrich, Wie neugeboren durch Heilkräuter Essenzen, Gräfe u. Unzer
Health Tribune: Verbesserte Durchblutung der Beine - 1/91
Herbold, Cornelia, Dr. med.: Pfefferminz, Deutsches Ärzteblatt 93 - 7/96
Herder: Lexikon der Biochemie , Spektrum, Akad. Verlag, Heidelberg
Herrmann, Heino: Speiseöle, wichtige Energieträger, Kneippblätter '93
Infoschrift: Von der Sonnenseite der Erde, Margarine Inst. 1967
Jung, Heinrich, Dr.: Hochgesättigte Fettsäuren der Zellatmung, Waerland M.H.
Kammerer, Richard: Die heilenden Kräfte der Düfte und Farben, Hirthammer V.
Kuklinski, Bodo, Dr. med.: Zellschutz mit Antioxidantien, Lebensbaum Verlag
Lavabre Marcel: Mit Düften heilen, Bauer Verlag, Freiburg
Lassel: Kräutergold, Buch Verlag Lassel, Rosenheim
Meyer, Axel: Das kleine Lexikon der Düfte, Taoasis Verlag, Lemgo
Ötinger/Beck/Ebeling: Von d. Mikrowelle bis Ayurved, Buchd. Ötinger, Öhringen
Rapunzel: Produktionsinformation Nr. 4, Speiseöle 9/95
Raschke, Lothar: Teebaumöl, Logera Verlag, Friedrichshafen
Rimpler, Manfred, Dr.: Die Dermapunktur-Fibel, Ulmer Verlag, Tuningen
Rosche Lexikon: Medizin, Urban u. Schwarzenberg, München
Rosnay/Cecatty: Biologie, das Buch vom Leben, Edition du Seuil, Paris
Schemske, H. M.: Düfte des Lebens, Ulmer Verlag, Tuningen
Schröder, Rudolf: Öl- und Faserpflanzen, Kosmos Verlag, Stuttgart
Ulmer, Günter A.: Ernährung mit Vernunft, Ulmer Verlag, Tuningen
Ulmer, Günter A.: Gesundheitsbrunnen Knoblauch, Ulmer Verlag, Tuningen
Ulmer, Günter A.: Lebensenergie und Gesundheit, Ulmer Verlag, Tuningen
Vitaquell: Ölspezialitäten - Info Fauser Vitaquellwerk, Hamburg
Weidinger, H. J.: Sprich mit deiner Haut, Freunde der Heilkr., Karstein/Taya
Wolz, Siegfried: Die Bedeutung der Zellatmung, Raum + Zeit, 23/86 Ehlers Verl.

Register

Im gleichen Verlag erschienen:
Bücher zu aktuellen Themen: Gesundheit - Natur - Umwelt

Günter A. Ulmer
Lebensenergie und Gesundheit
Die zur Verfügung stehende Energie nutzen - Neue Wege zu den Quellen des Lebens und zum seelischen und körperlichen Gleichgewicht.
112 Seiten, 22 Abbildungen, ISBN 3-924191-70-0

Prof. Dr. Manfred Rimpler
Die Dermapunktur-Fibel
Grundlagen und Anwendungsmöglichkeiten der Dermapunktur-Massage in Medizin, Kosmetik, Sport.
160 Seiten, 42 Abbildungen, ISBN 3-924191-65-4

Günter A. Ulmer
Krank durch Wellen- und Elektrosmog?
Wie groß ist die unsichtbare Gefahr?
Die biologischen Auswirkungen elektromagnetischer Strahlungen auf Körper, Nerven, Hormon- und Immunsystem.
80 Seiten, 16 Abbildungen, ISBN 3-924191-73-5

Prof. Dr. Karl E. Lotz / Günter A. Ulmer
Sind Mikrowellenherde Gefahrenherde?
Betrachtungen über die Wirkungen elektromagnetischer Strahlungen.
48 Seiten, 8 Abbildungen, ISBN 3-924191-31-X

Robert Endrös
Die Strahlung der Erde
und ihre Wirkung auf das Leben
Der Mensch im Kosmos - Das Strahlungsfeld zwischen Himmel und Erde - Biologische Wirkung der Umgebungsstrahlung - Wirkung veränderter Bodenausstrahlung auf Organismen - Subjektive und technische Feststellung gestörter Felder - Das Strahlungsfeld an Kultstätten - Mikrowellenstrahlung der endokrinen Drüsen.
228 Seiten, 92 Abbildungen, 5. Auflage, ISBN 3-924191-67-0

Günter A. Ulmer
Ernährung mit Vernunft
Die Zusammenhänge einer gesunden und vollwertigen Ernährung, Darstellung und Erklärung des Verdauungsvorganges, des Stoffwechsels und der Bausteine des Lebens sowie der verschiedenen Ernährungsformen.
208 Seiten, 29 Abbildungen, 100 Rezepte, ISBN 3-924191-12-3

Günter A. Ulmer
Der Apfel als Quelle der Gesundheit
Der Apfel reduziert das Körpergewicht, reguliert den Stoffwechsel, senkt den Cholesterinspiegel, saniert den Darm, bindet Schadstoffe, beugt dem Herzinfarkt vor und hat einen positiven Einfluß auf die Haut und auf das Gemüt.
80 Seiten, 13 Abbildungen, ISBN 3-924191-60-3

Gertraud Radke
Reis Diät
Eine der ältesten Diäten der Welt, entwickelt für die Menschen von heute, als Energie- und Gleichgewichtsdiät.
120 Seiten, 2 Abbildungen, ISBN 3-924191-43-3

Günter A. Ulmer
Gesund und schön durch Heilerde
Ein uraltes Naturheilmittel, mit wertvollen Wirkstoffen und Anwendungsmöglichkeiten zur Anregung der Selbstheilkräfte des Körpers, für Stoffwechselregulierung, Stärkung des Immunsystems und Vermeidung von Allergien.
80 Seiten, 14 Abbildungen, ISBN 3-924191-51-4

Günter A. Ulmer
Gesundheitsbrunnen Knoblauch
Diese alte Kulturpflanze ist nicht nur ein Würzmittel, sondern wird auch als hochwertiges Arzneimittel geschätzt. Sie ist durchblutungs- und verdauungsfördernd, mit entgiftenden, blutdruck- und cholesterinspiegelsenkenden, antibakteriellen, antimikrobiellen und antitumorösen Wirkungen. Knoblauch ist eine wertvolle Hilfe für die Erhaltung der Gesundheit.
80 Seiten, 20 Grafiken, ISBN 3-924191-88-3

Günter A. Ulmer
Die besonderen Heilkräfte von Hafer und Hirse
Hafer und Hirse zeichnen sich durch ihren Reichtum an Vitaminen, Mineralien, Faserstoffen und Spurenelementen aus. Kranke, mit Schädigungen der Knorpelgelenke und Arthrosen, haben durch Einnahme von Hirseflocken Hilfe erfahren.
64 Seiten, 13 Grafiken, ISBN 3-924191-46-8

Günter A. Ulmer
Ein Geschenk der Natur - Produkte der Bienen
Die Bienen erzeugen nicht nur Honig, der neben seinen gesundheitlichen Vorzügen auch ganz wertvolle medizinische Wirkungen und Eigenschaften besitzt, sondern auch Blütenpollen. Diese verhelfen uns zu einem Höchstmaß an Energie, stärken unser Immunsystem und wirken Allergien entgegen. Auch Propolis, das Kittharz der Bäume, ist ein ganz vorzügliches, natürliches Antibiotikum. Der vitaminreiche Königinnen-Muttersaft, Gelée royal, wirkt innerlich und äußerlich als Jungbrunnen und hat darüber hinaus heilende Wirkung.
80 Seiten, 20 Abbildungen, ISBN 3-924191-89-1

Prof. Dr. Karl E. Lotz
Willst du gesund wohnen?
Neueste baubiologische Erkenntnisse - Neubau, Umbau, Sanierung
Eine Bau- und Wohnfibel: Das gesunde Haus in allen Einzelheiten, vom gesunden Bauplatz, der gesunden Haustechnik, der gesunden Raumausstattung bis zur gesunden Umwelt des Hauses.
234 Seiten, 60 Abbildungen, 13. Auflage, ISBN 3-924191-49-2

Prof. Dr. Karl E. Lotz / Günter A. Ulmer
Einführung in die Bau- und Wohnökologie
Das Bewußtwerden von Lebensschutz und Lebensqualität im Bereich des Bauens und Wohnens - Ökologische Bauplanung - Baustoffe - Haustechnik - Raumausstattung und Zusammenhänge der Wohnökologie, praxisnah und verständlich dargestellt.
192 Seiten, 57 Abbildungen, ISBN 3-924191-20-4

Günter A. Ulmer
Gib deiner Seele Schwingen und deinem Herzen neue Kraft
Ein Textbildband zur Findung des wahren Selbst, zur Erlangung des energetischen und seelischen Gleichgewichts und zur Entwicklung einer positiven Lebensweise.
64 Seiten, 15 Farbaufnahmen, geb., ISBN 3-924191-58-1

Günter A. Ulmer
Dein Weg zur Lebenskraft und Lebensfreude
Dieses Buch ist ein einfühlsamer Wegweiser zu den Quellen des Lebens. Es gibt Kraft und Zuversicht, damit jeder seinen Weg ruhig und gelassen gehen kann. Es will anregen, den Blick zu erweitern und Brücken zu bauen, um das Glück empfinden zu können.
84 Seiten, 10 Farbaufnahmen, geb., ISBN 3-924191-87-5

Günter A. Ulmer
Gesundheit finden mit Flor*Essence
Dieses Buch stellt eine besondere Kräutermischung vor, deren Grundrezept aus dem uralten Naturheilschatz der Ojibwa-Indianer stammt. Flor*Essence regt das Immunsystem an, baut das Blut auf, hilft der Verdauung, wirkt günstig auf die Darmflora und reinigt den Körper.
88 Seiten, 10 Grafiken, 9 Abbildungen, ISBN 3-924191-80-8

Klara Buhl
Die naturgesunde Kräuterküche mit 100 wertvollen Rezepten
Die bekannte Ernährungsexpertin Klara Buhl widmet dieses Buch speziell den Kräutern, deren hoher Nähr- und Heilwert oft verkannt wird. Sie stehen jedem zur Verfügung, da sie überall in der Natur wachsen. Sie will Mut machen, die einfachen und oft unbekannten Kräuter in die Küche zu holen und damit wohlschmeckende Speisen zu bereiten, die die Gesundheit fördern.
112 Seiten, 40 Grafiken, ISBN 3-924191-93-X

Diese Bücher sind im Buchhandel erhältlich.

Günter Albert Ulmer Verlag, 78609 Tuningen